·执业药师资格考试通关系列

药学综合知识与技能
押题秘卷+精解

执业药师资格考试命题研究组　编

全国百佳图书出版单位
中国中医药出版社
·北　京·

图书在版编目（CIP）数据

药学综合知识与技能押题秘卷+精解/执业药师资格考试命题研究组编.—北京:中国中医药出版社,2021.3

执业药师资格考试通关系列

ISBN 978-7-5132-6525-6

Ⅰ.①药…　Ⅱ.①执…　Ⅲ.①药物学-资格考试-题解　Ⅳ.①R9-44

中国版本图书馆CIP数据核字（2020）第223621号

中国中医药出版社出版

北京经济技术开发区科创十三街31号院二区8号楼

邮政编码　100176

传真　010-64405721

山东临沂新华印刷物流集团有限责任公司印刷

各地新华书店经销

开本 787×1092　1/16　印张 6.75　字数 195 千字

2021年3月第1版　2021年3月第1次印刷

书号　ISBN 978-7-5132-6525-6

定价　49.00元

网址　www.cptcm.com

答疑热线　010-86464504

购书热线　010-89535836

维权打假　010-64405753

微信服务号　zgzyycbs

微商城网址　https://kdt.im/LIdUGr

官方微博　http://e.weibo.com/cptcm

天猫旗舰店网址　https://zgzyycbs.tmall.com

如有印装质量问题请与本社出版部联系(010-64405510)

使用说明

为进一步贯彻人力资源和社会保障部、国家药品监督管理局关于执业药师资格考试的有关精神，配合新版考试大纲的实施，满足广大考生学习、备考和能力提升的需求，顺利通过国家执业药师资格考试，我们组织高等医药及中医药院校相关学科的优秀教师团队，依据国家执业药师资格认证中心最新考试大纲（第八版）编写了《执业药师资格考试通关系列》丛书。

本书含6套标准试卷，紧扣最新版考试大纲，科学反映医药学科发展，根据历年真卷筛选重要考点，严格测算考点分布，结合考情变化精选试题，设计试卷，力求让考生感受到最真实的执业药师资格考试命题环境，使考生在备考时和临考前能够全面了解自身对知识的掌握情况，做到查缺补漏、有的放矢。在本书最后，对部分相对较难的考题附有解析，方便考生对照复习。通过6套试卷的练习，考生可熟悉考试形式、掌握考试节奏、适应考试题量、巩固薄弱环节，确保顺利通过考试。

目　　录

试卷标识码:

执业药师资格考试

药学综合知识与技能

押题秘卷（一）

考生姓名：________________

准考证号：________________

工作单位：________________

一、最佳选择题

答题说明

共40题,每题1分。每题的备选项中,只有1个最符合题意。

1. 患者,男,21岁。因过敏性鼻炎就诊。关于过敏性鼻炎药物治疗及用药教育的说法,错误的是

A. 过敏性鼻炎患者应尽量避免接触已知过敏原

B. 治疗过敏性鼻炎使用口服糖皮质激素,首选地塞米松

C. 过敏性鼻炎的典型症状和感冒症状相似,应注意鉴别

D. 治疗过敏性鼻炎可局部使用糖皮质激素鼻喷剂

E. 季节性过敏性鼻炎患者应提前2~3周用药,季节过后继续用药2周

2. 下列药学服务尤为重要的人群中,特殊人群是指

A. 应用特殊剂型者

B. 肝肾功能不全者

C. 药物治疗窗窄,需要做监测者

D. 需要重新选择药品或调整用药方案者

E. 需长期联合应用多种药品的糖尿病患者

3. 下列关于药学服务的基本要素,正确的是

A. 药学服务是以实物形式满足公众的合理用药需要

B. 药学服务的“服务”就等同于行为上的功能

C. 药学服务仅涉及住院患者和门诊患者

D. 药学服务中的服务包含的是一个群体(药师)对另一个群体(患者)的关怀和责任

E. 药学服务的社会属性仅表现在服务于治疗性用药

4. 某批次青霉素钠原料1mg相当于1670单位效价,生产规格为80万U/支的青霉素钠产品每支所需的装量是

A. 2.088mg

B. 1.3mg

C. 1.33g

D. 0.48g

E. 0.48mg

5. 关于处方权限的问题,不正确的是

A. 开具处方是医师的特有权

B. 医师必须尊重患者对药物预防、诊断和治疗的知情权

C. 患者的病情及用药必须得到开具处方医生和配方药师的尊重与保密

D. 开具处方的医师必须是医学院校毕业,取得任职资格,并在卫生行政部门注册后方具有处方资格

E. 医疗机构中有处方资格的医师须经科主任审核,医务部门批准,将本人签字在药剂科留样备查

6. 处方正文内容包括

A. 患者姓名、性别、年龄、临床诊断、开具日期

B. 执业医师签名、执业药师签名、收费人员签名

C. 患者的身份证号、代办人员的姓名及身份证号

D. 药品名称、剂型、规格、数量、用法用量

E. 药品不良反应、药品的禁忌证

7. 患者,女,25岁。既往有抑郁症病史,近来服用布洛芬70片,遂急诊入院。医生给予患者洗胃。洗胃液每次的用量应为

A. 最少不低于400mL

B. 最少不低于500mL

C. 最多不超过300mL

D. 最多不超过500mL

E. 最多不超过200mL

8. 解救有机磷中毒过程中,患者如出现谵妄、躁动、幻觉、全身潮红、高热、心率加快甚至昏迷,应立即停用阿托品,并可给予的解救药物是

A. 毛果芸香碱

B. 东莨菪碱

C. 麻黄碱

D. 山莨菪碱

E. 毒扁豆碱

9. 患者,女,55岁。关节痛半年,临床诊断为类风湿关节炎,既往十二指肠溃疡病史,应首选的NSAIDs是

A. 塞来昔布

B. 吲哚美辛

C. 布洛芬

D. 双氯芬酸

E. 萘普生

10. 治疗骨性关节炎的关键为

A. 早期就诊

B. 减少运动

C. 避免不良姿势

D. 早期预防

E. 遵医嘱用药

11. 以下有关"氟化物治疗骨质疏松症的作用特点",叙述最正确的是

A. 小剂量对骨量有益

B. 小剂量增加骨脆性

C. 中剂量增加骨脆性

D. 中剂量可使骨形成异常

E. 大剂量降低骨折的发生率

12. 患者,女,21 岁。未婚,患有甲状腺功能亢进症,应用丙硫氧嘧啶 150mg,tid,治疗 4 个月后,出现体重增加、乏力、怕冷、突眼加重,治疗方案应调整为

A. 加大丙硫氧嘧啶用量

B. 丙硫氧嘧啶减量并加用甲状腺素片

C. 换用抗甲状腺药物

D. 放射性^{131}I 治疗

E. 手术治疗

13. 用药后不会出现畸形胎儿的时间是在受精后

A. 10 天左右

B. 18 天左右

C. 25 天左右

D. 30 天左右

E. 45 天左右

14. 已知对乙酰氨基酚成人剂量 1 次 400mg。一个体重 10kg 的 11 个月婴儿感冒、发热,按体表面积计算该患儿一次剂量应约为

A. 60mg

B. 80mg

C. 104mg

D. 120mg

E. 140mg

15. 癌症疼痛的治疗,应按照疼痛的不同程度选用不同阶梯的镇痛药物,下列属于第三阶梯的镇痛药物是

A. 双氯芬酸

B. 塞来昔布

C. 可待因

D. 布桂嗪

E. 吗啡

16. 患者,男,56 岁。近半年来腹部不适,恶心呕吐,厌油腻。筛查肝癌应进行的检查为

A. 血清甲胎蛋白(AFP)

B. 多靶点粪便 DNA 检测

C. 高敏感度愈创木脂粪便隐血试验

D. CT 检查

E. 普通内镜检查

17. 患者,男,40 岁。3 天前无明显诱因出现右下胸部簇集水疱,患处首先出现潮红斑,很快出现黄豆大小的丘疹,簇状分布而不融合,继之迅速变为水疱。门诊拟"带状疱疹"收入院。下列不属于带状疱疹的治疗目标的是

A. 缓解急性期疼痛

B. 缩短皮损持续时间

C. 减少药品不良反应的发生

D. 防止皮损扩散

E. 预防或减轻 PHN 等并发症

18. 艾滋病抗病毒治疗强调需多种药物联合治疗,俗称"鸡尾酒疗法",目前国内免费治疗的一线方案是

A. 拉米夫定 + 替诺福韦 + 齐多夫定

B. 替诺福韦 + 依非韦伦 + 雷特格韦

C. 齐多夫定 + 依非韦伦 + 利托那韦

D. 拉米夫定 + 司他夫定 + 奈韦拉平

E. 恩替卡韦 + 奈韦拉平 + 利托那韦

19. 患者,男,65 岁。出现静止性震颤、动作迟缓、肌强直等表现 5 月余,来院诊断为帕金森病,且有闭角型青光眼。下列治疗帕金森病的药物中禁用的是

A. 金刚烷胺

B. 卡比多巴

C. 苯海索

D. 司来吉兰

E. 恩他卡朋

20. 患者,男,52 岁,双侧肾动脉狭窄,有哮喘史,因气短、心悸就诊。查体和实验室检查结果为血压 172/96mmHg,血尿酸 516μmol/L(正常值 208 ~ 428μmol/L),血钾高于正常值。应该选用哪一种降压药

A. 氢氯噻嗪

B. 替米沙坦

C. 卡托普利

D. 利血平

E. 拉西地平

21. 下列关于癫痫的用药注意事项与患者教育,说法不正确的是

A. 开始用药前应行脑电图、血常规及肝、肾功能检查,作为基础记录

B. 应用丙戊酸钠者每5个月监测肝功能1次

C. 过敏体质患者慎用卡马西平、奥卡西平、拉莫三嗪等

D. 药物治疗方案稳定至少3个月、无癫痫发作至少3个月,方可考虑驾车出行

E. 孕前3个月和孕初3个月每日加用叶酸2.5~5mg

22. 患者,女,67岁。出现认知功能障碍5年,时间、地点定向力障碍,理解困难,学习能力下降、在熟悉的环境中迷路,易激惹、有攻击性、烦躁不安。诊断为阿尔茨海默病。若予以美金刚治疗,下列药物中,可增加美金刚血药浓度的是

A. 氯化铵

B. CYP2D6 抑制剂

C. 碳酸氢钠

D. CYP3A4 抑制剂

E. CYP2C9 抑制剂

23. 患者,女,56岁。反复尿频、尿急伴腰痛3年,夜尿增多1年。查体:BP 155/80mmHg,双肾区无叩痛。经相关实验室检查,诊断为慢性肾盂肾炎。对于本病治疗的关键是

A. 积极寻找并去除易感因素

B. 选用敏感抗菌药物

C. 联合使用抗菌药物

D. 延长给药疗程

E. 避免复发

24. 患者,女,48岁。因尿频,尿急,尿痛,排尿不适前来就诊。诊断为膀胱炎。尿路感染的易感因素不包括

A. 神经源性膀胱

B. 留置导尿管

C. 膀胱镜检查

D. 尿路梗阻

E. 青年男性

25. 患者,女,56岁。于1年前出现记忆力减退,反应迟钝,言语表达费力,四肢肌张力增高。于医院进行全面检查后明确诊断为老年痴呆症。下列老年痴呆症的治疗药中,不属于增强认知功能的药物是

A. 多奈哌齐

B. 帕罗西汀

C. 卡巴拉汀

D. 加兰他敏

E. 美金刚

26. 患者,女,30岁。妊娠37周。因尿路感染就诊,禁用的药物是

A. 头孢氨苄

B. 阿莫西林

C. 呋喃妥因

D. 左氧氟沙星

E. 磺胺类药物

27. 患者,女,20岁。淋雨受凉后出现咳嗽、咳脓性痰,并伴有胸痛;发热39℃;双肺可闻及湿性啰音;WBC 13×10^9/L。该患者对青霉素耐药。诊断为CAP,选用左氧氟沙星治疗,该药物禁用于

A. 高血压患者

B. 痛风患者

C. 贫血患者

D. 65岁以上老人

E. 18岁以下儿童

28. 引起我国成人CAP的病毒中,占首位的是

A. 鼻病毒

B. 流感病毒

C. 腺病毒

D. 副流感病毒

E. 呼吸道合胞病毒

29. 患者,女,45岁。因出现午后低热、乏力、盗汗就诊,诊断为肺结核,给予抗结核治疗。治疗结核病的一线药物不包括

A. 乙胺丁醇

B. 吡嗪酰胺

C. 链霉素

D. 异烟肼

E. 利福平

30. 患者,女,44岁。半年前诊断为支气管哮喘,间断口服沙丁胺醇4mg,tid治疗。未规律用药治疗。近日,因秋冬季节交替,出现明显喘憋,话不成句,被紧急送往医院。该患者出现支气管哮喘急性发作,应首选的治疗药物是

A. 沙丁胺醇片

B. 布地奈德气雾剂

C. 特布他林气雾剂

D. 沙美特罗-氟替卡松干粉吸入剂

E. 异丙托溴铵雾化吸入剂

31. 患者,女,31 岁。继发不孕,有盆腔炎病史。不适用于 PID 患者门诊治疗的药物为

A. 头孢曲松钠

B. 头孢西丁钠

C. 阿米卡星

D. 头孢噻肟

E. 氧氟沙星

32. 患者,女,28 岁。婚后 5 年未孕,月经稀发,肥胖,多毛。诊断为多囊卵巢综合征。以下对多囊卵巢综合征说法不正确的是

A. 临床主要以高雄激素、排卵功能障碍和多囊卵巢为特征

B. 一种育龄期女性最常见的妇科内分泌及代谢性疾病

C. 目前 PCOS 病因明确

D. 地域差异及诊断标准不同

E. PCOS 女性需要及时、积极诊断和治疗

33. 不仅能提高胰岛素敏感性,还具有改善血脂代谢、抗炎、保护血管内皮细胞功能等作用的是

A. 二甲双胍

B. 吡格列酮

C. 阿卡波糖

D. 伏格列波糖

E. 瑞格列奈

34. 患者,女,28 岁。以多囊卵巢综合征收入院。不属于 PCOS 黑棘皮症表现部位的是

A. 阴唇

B. 颊部

C. 腋下

D. 颈背部

E. 腹股沟

35. 患者,男,64 岁。身高 174cm,体重 92kg。既往有高血压、高脂血症及心肌梗死病史。近日因反复胸闷就诊。临床处方:阿司匹林肠溶片、辛伐他汀片、特拉唑嗪片、氨氯地平片、曲美他嗪片、单硝酸异山梨酯注射液进行治疗。该患者用药过程中,在首次用药、剂量增加或停药后重新用药时,应让患者平卧,以免发生眩晕而跌倒的药物是

A. 氨氯地平片

B. 曲美他嗪片

C. 阿司匹林肠溶片

D. 特拉唑嗪片

E. 辛伐他汀片

36. 患者,男,50 岁。诊断为高血压、冠心病。医师处方:氨氯地平片 10mg,po,qd;美托洛尔缓释片 47.5mg,po,qd;贝那普利片 20mg,po,qd;阿司匹林肠溶片 100mg,po,qd;辛伐他汀片 40mg,po,qd。药师对该患者的用药指导,下述错误的是

A. 氨氯地平片可于早上服用

B. 阿司匹林肠溶片必须于晚上餐后服用

C. 若需减量,美托洛尔缓释片可掰开服用

D. 阿司匹林肠溶片应整片服用,不能嚼碎

E. 长期使用美托洛尔缓释片不能自行突然停药,须在医师、药师的指导下逐渐减少剂量

37. 卡托普利的药物起始剂量为

A. 2mg,1 次/日

B. 6.25mg,3 次/日

C. 4～8mg,3 次/日

D. 5mg,1 次/日

E. 1.25mg,1 次/日

38. 患者,女,32 岁。一天前发热,体温 39.8℃,全身乏力,四肢疼痛,近日有流感患者接触史。查体见咽部轻度充血,血常规检查白细胞计数偏低,中性粒细胞比例低,该者最适宜选用的药物是

A. 利巴韦林片

B. 奥司他韦胶囊

C. 阿昔洛韦片

D. 金刚烷胺片

E. 齐多夫定片

39. 小儿呼吸道感染可服用琥乙红霉素颗粒,剂量为 30～50mg/(kg·d),分 3～4 次服用,一位体重为 20kg 的儿童一次剂量应为

A. 175～250mg 或 125～225mg

B. 200～333mg 或 150～250mg

C. 215～350mg 或 175～270mg

D. 225～375mg 或 200～300mg

E. 250～375mg 或 225～325mg

40. 关于治疗口腔溃疡药的用药注意事项,叙述不正确的是

A. 甲硝唑含漱剂用后可有食欲缺乏、口腔异味、恶心、呕吐、腹泻等反应,停药后可迅速恢复

B. 氯己定含漱剂偶可引起接触性皮炎,高浓度溶液有刺激性,使牙齿着色,味觉失调,儿童和青年偶可发生口腔无痛性浅表脱屑损害。含漱后至少间隔 30 分钟才可刷牙,因为一

些牙膏中含阴离子表面活性剂

C. 西地碘含片口含后可有胃部不适、头晕等,对碘过敏者禁用

D. 地塞米松粘贴片频繁应用可使局部组织萎缩,引起继发真菌感染等,口腔内真菌感染者禁用

E. 地塞米松粘贴片可降低毛细血管通透性,减少炎症渗出。贴敷于溃疡处,一日总量不得超过3片,连续使用不得超过2周

二、配伍选择题

答题说明

共50题,每题1分。题目分为若干组,每组题目对应同一组备选项,备选项可重复选用,也可不选用。每题只有1个备选项最符合题意。

[41~42]

A. 药物警戒

B. 循证医学

C. 药物治疗管理

D. 个体化药物治疗

E. 药物重整

41. 比较患者目前正在应用的所有药物与医嘱药物是否一致的过程,称为

42. 通过药师提供的药学服务,达到优化药物治疗和提高患者治疗结局的效果,称为

[43~46]

A. 用药记录

B. 用药评价

C. 主诉信息

D. 病历摘要

E. 基本情况

中国药学会医院药学专业委员会结合国外药历模式,发布了国内药历书写原则与格式,具体内容包括:

43. 写明用药问题与指导、药学监护计划、药学干预内容、TDM数据、对药物治疗的建设性意见、结果评价的项目称为

44. 写明药品名称、规格、剂量、给药途径、起始时间、停药时间、联合用药、不良反应或药品短缺品种的项目称为

45. 注明患者姓名、性别、年龄、出生年月、职业、体重或体重指数、婚姻状况、病案号或病区病床号等的项目称为

46. 写明既往病史、体格检查、临床诊断、非药物治疗情况、既往用药史、药物过敏史、主要实验室检查数据、出院或转归的项目称为

[47~48]

A. 肾上腺素

B. 胰岛素

C. 降钙素

D. 高锰酸钾

E. 阿维A酸

47. 对育龄人群有生殖毒性的高警示药品是

48. 需要在冷处贮藏的高警示药品是

[49~50]

A. 盐酸戊乙奎醚

B. 二巯丙醇

C. 乙酰胺

D. 纳洛酮

E. 硫代硫酸钠

49. 患者,男,30岁。迫于生活压力,自行服用农药导致中毒。可使用的解毒剂是

50. 患者,男,28岁。因急性阿片中毒入院。可使用的解毒剂是

[51~52]

A. 孕激素

B. 双膦酸盐

C. 降钙素

D. 雄激素

E. 雌激素或选择性雌激素受体调节剂

51. 仅椎体骨折高风险而髋部和非椎体骨折风险不高的患者,可考虑选用

52. 新发骨折伴疼痛的患者可考虑短期使用

[53~55]

A. 年龄因素

B. 性别因素

C. 遗传因素
D. 基础疾病因素
E. 过敏反应

53. 假胆碱酯酶遗传性缺陷者应用琥珀胆碱后产生呼吸暂停,引起的因素主要为
54. 肾病患者由于清除减慢,服用呋喃妥因后,血药浓度升高,可引起周围神经炎,引起的因素主要为
55. 患者使用常规剂量或极小量的药品,可产生严重程度不一的皮肤和呼吸道反应,引起的因素主要为

[56~58]
A. 氯霉素
B. 青霉素
C. 诺氟沙星
D. 头孢拉定
E. 磺胺嘧啶

56. 在新生儿黄疸时,可促使发生核黄疸的药物是
57. 对乳儿骨关节有潜在危害的药物是
58. 有明显骨髓抑制作用,可引起灰婴综合征的药物是

[59~61]
A. www. nhc. gov. cn
B. www. satcm. gov. cn
C. www. cnipa. gov. cn
D. www. nmpa. gov
E. www. chinacdc. gov

药师在进行药学服务时,经常查阅一些相关网站,获取一些有用信息。

59. 国家药品监督管理局网站的网址是
60. 国家中医药管理局网站的网址是
61. 国家卫生健康委员会网站的网址是

[62~63]
A. 白细胞增多
B. 血小板增多
C. 血红蛋白减少
D. 淋巴细胞增多
E. 红细胞沉降率减慢

62. 大出血可见
63. 慢性粒细胞性白血病可见

[64~65]
A. Ⅰ类切口
B. Ⅱ类切口
C. Ⅲ类切口
D. Ⅳ类切口
E. Ⅴ类切口

64. 手术部位存在大量人体寄殖菌群,手术时可能污染手术部位而引致感染,属于
65. 已造成手术部位严重污染的手术,是

[66~67]
A. 叶酸 + 维生素 B_{12}
B. 硫酸亚铁
C. 维生素 B_{12}
D. 烟酸
E. 亚叶酸钙

66. 对缺铁性贫血者应选用的标准制剂是
67. 恶性贫血者和全胃切除者要终生维持治疗,需肌注的药物是

[68~69]
A. 氨基水杨酸类
B. 英夫利西单抗
C. 硫唑嘌呤
D. 环孢素 A
E. 糖皮质激素

68. 适用于对大剂量静脉滴注糖皮质激素无反应的急性重症 UC 患者的药物是
69. 适用于 UC 活动期的诱导缓解和缓解期的维持治疗的药物是

[70~72]
A. 氟轻松
B. 布洛芬
C. 曲安奈德
D. 布地奈德
E. 倍氯米松

70. 治疗儿童和成人哮喘,不含卤素的吸入型糖皮质激素是
71. 为地塞米松的衍生物,但比地塞米松抗炎作用强数百倍的是
72. 偶可致无菌性脑膜炎的非甾体抗炎药是

[73～75]
A. 缬沙坦
B. 美托洛尔
C. 非洛地平
D. 氢氯噻嗪
E. 卡维地洛
73. 适用于高血压合并糖尿病、肾损害患者的药物是
74. 适用于高血压合并心绞痛患者的药物是
75. 适用于老年高血压并发心力衰竭患者的药物是

[76～77]
A. 红霉素眼膏
B. 酞丁安滴眼液
C. 2%硝酸银溶液
D. 左氧氟沙星滴眼液
E. 硫酸锌滴眼液
76. 宜睡前使用的沙眼治疗药物是
77. 葡萄糖－6－磷酸脱氢酶缺乏症患者禁用的药物是

[78～80]
A. 胰酶
B. 山莨菪碱
C. 洛哌丁胺
D. 左氧氟沙星
E. 双歧三联活菌制剂
78. 肠道菌群失调性腹泻宜选用
79. 细菌感染的急性腹泻宜选用
80. 由寒冷和各种刺激所致的激惹性腹泻宜选用

[81～84]
A. 乙酰氨基酚、布洛芬、阿司匹林等
B. 对乙酰氨基酚，或合并应用谷维素、维生素B族
C. 地西泮(安定)片
D. 麦角胺咖啡因片
E. 卡马西平
81. 对钝痛，如牙痛、头痛、神经痛等有较好镇痛效果的药物是
82. 长期精神紧张、紧张性头痛者可选择的药物是
83. 反复性偏头痛者可选择的药物是
84. 三叉神经痛者可首选的药物是

[85～87]
A. 酞丁安滴眼液
B. 红霉素眼膏
C. 硫酸锌滴眼液
D. 金霉素眼膏
E. 磺胺醋酰钠滴眼液
85. 育龄妇女慎用的药物是
86. 妊娠期妇女禁用的药物是
87. 不宜长期连续使用，使用3～4日症状未缓解者，应停药就医的药物是

[88～90]
A. 青光眼患者
B. 儿童
C. 妊娠初始期及哺乳期妇女
D. 老年人
E. 甲状腺功能减退患者
88. 禁用含有右美沙芬制剂的人群是
89. 忌用阿司匹林或含阿司匹林药物及其他水杨酸制剂的人群是
90. 不建议使用伪麻黄碱作为局部用药的人群是

三、综合分析选择题

答题说明

共20题，每题1分。题目分为若干组，每组题目基于同一个临床情景、病例、实例或者案例的背景信息逐题展开。每题的备选项中，只有1个最符合题意。

[91～93]

患者，男，70岁。高血压病史14年，服用依那普利20mg/d，平时血压控制不佳，今晨大便时突然出现头痛、头晕，随即出现右侧肢体活动不利。血压为190/100mmHg，头颅CT检查结果为左侧脑出血，出血量约10mL。

91. 可作为参考的降压目标值
A. 120/80mmHg
B. 130/80mmHg
C. 140/90mmHg
D. 150/90mmHg
E. 160/90mmHg

92. 可降低患者颅内压的药物是
A. 甘露醇
B. 阿司匹林
C. 皮质类固醇激素
D. 泼尼松
E. 氢氯噻嗪
93. 为减少脑部血流量,减轻脑水肿,床头宜抬高
A. 10°~20°
B. 10°~25°
C. 10°~30°
D. 15°~30°
E. 15°~40°

[94~96]
患者,女,48 岁。身高 158cm,体重 72kg。最近因感觉易疲劳、怕冷、嗜睡、记忆力逐渐减退等情况前来就医。医生检查发现,患者眼睑和手部皮肤水肿,声音嘶哑、毛发稀落。实验室检查:血清 TSH 水平升高。确诊为甲状腺功能减退症。
94. 该患者在 TSH 水平升高的同时,实验室检查一般还会出现
A. 甘油三酯降低
B. 总胆固醇降低
C. 高密度脂蛋白胆固醇降低
D. 低密度脂蛋白胆固醇降低
E. 同型半胱氨酸降低
95. 对该患者的治疗药物首选
A. $L-T_4$
B. 碘化钾
C. 甲巯咪唑
D. 丙硫氧嘧啶
E. 碳酸锂
96. 该患者的药物治疗周期为
A. 1~2 年
B. 2~4 年
C. 3~5 年
D. 6~10 年
E. 终生

[97~99]
患者,男,50 岁。临床诊断为焦虑症,给予氟西汀治疗。
97. 氟西汀属于
A. 三环类药物
B. 选择性 5-HT 再摄取抑制剂
C. 5-HT1A 受体部分激动剂
D. 5-HT 受体拮抗和再摄取抑制剂
E. 5-HT 和去甲肾上腺素再摄取抑制剂
98. 氟西汀的推荐剂量为
A. 15~60mg/d
B. 20~40mg/d
C. 20~60mg/d
D. 40~60mg/d
E. 50~250mg/d
99. 氟西汀的不良反应不包括
A. 头晕头痛
B. 嗜睡
C. 震颤
D. 体位性低血压
E. 易激惹

[100~102]
患者,男,27 岁。间断上腹痛 3 年,表现为餐后痛,1~2h 后缓解,以冬春季多发。
100. 此病人最可能的诊断为
A. 浅表性胃炎
B. 萎缩性胃炎
C. 十二指肠溃疡
D. 反流性食管炎
E. 胃溃疡
101. 该患者可以使用的药物不包括
A. 兰索拉唑
B. 氢氧化铝
C. 氯化钾片
D. 法莫替丁
E. 胶体果胶铋
102. 若该患者 HP 阳性,根除 HP 的方案为
A. PPI+克拉霉素+阿莫西林+铋剂
B. PPI+西咪替丁+阿莫西林+铋剂
C. PPI+克拉霉素+阿莫西林+铝碳酸镁
D. 法莫替丁+克拉霉素+阿莫西林+铋剂
E. 法莫替丁+克拉霉素+阿莫西林+铝碳酸镁

[103~105]
患者,女,40 岁。腹泻伴黏液脓血便,诊断为溃疡性结肠炎,服用柳氮磺吡啶肠溶片治疗。
103. 不属于溃疡性结肠炎的肠外表现的是

A. 虹膜炎
B. 低蛋白血症
C. 口腔复发性溃疡
D. 外周关节炎
E. 结节性红斑

104. 关于柳氮磺吡啶肠溶片的用法正确的是
A. 应于餐前 1 小时整片吞服
B. 推荐于睡前给药 1 次
C. 在治疗开始 4 周后监测全血细胞计数和尿液检查
D. 不可压碎及掰开服用
E. 用药期间应监测血常规和肝功能

105. 若应用糖皮质激素,达到症状完全缓解后开始减量,通常每周减
A. 5mg
B. 10mg
C. 15mg
D. 20mg
E. 25mg

[106 ~ 108]

患者,男,35 岁。诊断为肠易激综合征,症见腹痛腹泻,粪便呈糊状有黏液,常排便较急,一般每日 3 ~ 5 次。应用微生态制剂治疗。

106. 下列属于微生态制剂的禁忌证的是
A. 上呼吸道感染
B. 便秘
C. 消化不良
D. 菌血症
E. 荨麻疹

107. 除哪项外均不可与微生态制剂合用
A. 抗菌药物
B. 铋剂
C. 药用炭
D. 鞣酸
E. 酊剂

108. 双歧杆菌三联活菌的贮存条件是
A. 室温干燥避光保存
B. 遮光密封凉暗处保存
C. 遮光冷处保存
D. 室温保存
E. 2 ~ 8℃,避光保存

[109 ~ 110]

患者,男,64 岁。身高 174cm,体重 92kg。既往有高血压、高脂血症及心肌梗死病史。近日因反复胸闷就诊。临床处方:阿司匹林肠溶片、辛伐他汀片、特拉唑嗪片、氨氯地平片、曲美他嗪片、单硝酸异山梨酯注射液进行治疗。

109. 该患者所使用的药物中具有协调降压作用的是
A. 特拉唑嗪片、氨氯地平片、阿司匹林肠溶片
B. 特拉唑嗪片、氨氯地平片、单硝酸异山梨酯注射液
C. 特拉唑嗪片、氨氯地平片、辛伐他汀片
D. 特拉唑嗪片、辛伐他汀片、阿司匹林肠溶片
E. 氨氯地平片、曲美他嗪片、单硝酸异山梨酯注射液

110. 关于本病例合理用药指导意见的说法,下述错误的是
A. 应注意监测血压变化,防止血压过度降低
B. 患者使用抗血小板聚集药物时,应注意预防出血
C. 单硝酸异山梨酯注射液在症状消失 12 ~ 24h 后宜改用口服制剂
D. 出现弥漫性肌痛或乏力,同时伴全身不适时,应及时就医
E. 口服阿司匹林肠溶片宜嚼碎服用或掰开服用

四、多项选择题

答题说明

共 10 题,每题 1 分。每题的备选项中,有 2 个或 2 个以上符合题意,错选、少选均不得分。

111. 药师进行药学服务应具备的专业技能包括
A. 审核处方
B. 药物咨询
C. 药品管理
D. 不良反应监测
E. 发药与用药教育

112. 药师发药注意事项包括
A. 核对患者姓名,最好询问患者所就诊科室以

确认患者

B. 逐一核对药品与处方的相符性,检查药品剂型、规格、剂量、数量和包装,并签字

C. 发现调配处方有错误时,将处方和药品退回调配处方者,并及时更正

D. 发药时向患者交代每种药品的用法和特殊注意事项,同一药品有两盒以上时需要特别交代;交付处方药品时向患者进行用药指导。如患者咨询问题,应尽量解答;对较复杂的问题,则建议患者到药物咨询窗口

E. 发药时应注意尊重患者隐私

113. 为避免病情加重,甲亢患者应尽量避免服用

A. 泼尼松

B. 利血生

C. 碘盐

D. 西地碘

E. 胺碘酮

114. 下列关于药品不良反应报告表填写注意事项,说法正确的有

A. 用药起止时间是指药品同一剂量的起止时间,均需填写至×月×日

B. 并用药品必须填写所有同时并用的药品

C. 用法用量准确明确,用法应填口服、肌注、静脉滴注或静脉注射等

D. 药品名称要求填写通用名(即包装上所用的名称)和商品名

E. 主要填写报告人认为可能是引起不良反应的药品,如认为有几种药品均有可能,可将这些药品的情况同时填上

115. 患者,男,48 岁。入院诊断为细菌性脑膜炎,给予万古霉素联合头孢曲松经验性治疗,在静滴过程中出现红人综合征。对用药有关问题的分析,正确的有

A. 万古霉素与头孢曲松发生相互作用引起红人综合征

B. 万古霉素可引起红人综合征

C. 0.5g 的万古霉素静脉滴注时间应在 1h 以上

D. 万古霉素应快速滴注以保证疗效

E. 每 1g 万古霉素至少用 200mL 溶媒稀释,静滴时应避光

116. 患者,男,54 岁。因出现午后低热、乏力、盗汗、食欲减退、咳嗽、少量咯血而就诊,诊断为肺结核,给予抗结核治疗。药师对患者所进行的用药指导中,正确的有

A. 症状缓解后即可停药

B. 应规律、全程用药

C. 限制高蛋白和维生素的摄入

D. 注意消毒与隔离

E. 告知用药注意事项及不良反应

117. 药物警戒的工作内容包括

A. 确定风险因素,探讨不良反应机制

B. 将全部信息进行反馈,改进相关监督、管理所使用的法律、法规

C. 监测药品不良反应的动态和发生率

D. 对药物的风险/效益进行定量评估和分析

E. 早期发现未知(新发)严重不良反应和药物相互作用,提出新信号

118. 不应给妊娠初始 3 个月妇女使用的药品有

A. 沙利度胺

B. 雌激素、孕激素

C. 叶酸拮抗剂

D. 雄激素

E. 氮芥

119. 可引起锥体外系反应(药源性神经疾病)的有

A. 氯丙嗪

B. 氯氮平

C. 左旋多巴

D. 甲氧氯普胺

E. 吡罗昔康

120. 关于慢性乙型肝炎的抗病毒治疗,下列说法正确的为

A. 妊娠妇女禁用 α 干扰素

B. α 干扰素可以直接杀灭乙肝病毒

C. 恩替卡韦抑制乙肝病毒逆转录酶

D. 乙型肝炎治疗需要每 12 周监测肝功能、乙肝五项和 HBV - DNA 水平

E. 合并未经控制的自身免疫性疾病者可使用 α 干扰素以调节免疫

试卷标识码:

执业药师资格考试

药学综合知识与技能

押题秘卷（二）

考生姓名：______________

准考证号：______________

工作单位：______________

一、最佳选择题

答题说明

共40题,每题1分。每题的备选项中,只有1个最符合题意。

1. 患者向药师咨询,停用口服避孕药后多久可备孕。下列答复中正确的是

A. 复方短效口服避孕药停药6个月后方可备孕

B. 复方短效口服避孕药停药后即可备孕

C. 复方短效口服避孕药停药3个月后方可备孕

D. 长效避孕药停药后即可备孕

E. 长效避孕药停药3个月后方可备孕

2. 下列关于药学服务的具体工作,说法正确的是

A. 现代药学服务要求药学工作从以调剂为主向以临床为主转移,从保证药品供应向药学技术服务转移,因此,处方调剂不再是药师直接面向患者的工作岗位

B. 随着药师工作的转型,调剂工作要由"药学知识技术服务型"向"具体操作经验服务型"转变

C. 治疗药物监测是药师参与临床药物治疗、提供药学服务的重要方式和途径

D. 药物利用研究和评价的目的是普及合理用药理念和基本知识,提高用药的依从性

E. 药物利用研究和评价的目的包括从医疗方面评价药物的合理性,以及从社会、经济等方面评价药物的治疗效果

3. 以下有关药学服务理想目标的叙述,最正确的是

A. 提高患者用药的有效性

B. 提高患者用药的安全性

C. 提高患者用药的经济性

D. 改善和提高人类生活质量

E. 向公众提供直接的、负责的服务

4. 下列通用名与别名的组合中,不是同一种药品的是

A. 醋酸氯己定与洗必泰

B. 利可君与利血生

C. 桂利嗪与脑益嗪

D. 氨甲苯酸与止血敏

E. 他莫昔芬与三苯氧胺

5. 下列物质口服中毒后,解救时不宜洗胃的是

A. 苯巴比妥

B. 汽油

C. 阿片

D. 硝酸银

E. 砒霜

6. 类风湿关节炎治疗的目标除了控制症状,更为关键的是应用改善病情的抗风湿药,以延缓病情发展,避免致残。下列属于改善病情的抗风湿药是

A. 羟氯喹

B. 对乙酰氨基酚

C. 阿达木单抗

D. 泼尼松

E. 雷公藤

7. 激素替代治疗妇女绝经后骨质疏松症的主要副作用是

A. 有增重的倾向

B. 有脑卒中的危险

C. 有静脉出血的危险

D. 有脱发的倾向

E. 有增厚子宫内膜的危险

8. 采用综合方案治疗糖尿病的过程中,居于首位的是

A. 运动治疗

B. 血糖监测

C. 糖尿病健康教育

D. 改善B细胞功能和减少组织对胰岛素的抵抗

E. 保护和逆转胰岛B细胞功能,尽早药物治疗、联合治疗、胰岛素治疗

9. 哺乳期妇女甲亢的首选药物是

A. 碘化钾

B. 甲巯咪唑

C. 丙硫氧嘧啶

D. 放射性^{131}I

E. 碳酸锂

10. 2型糖尿病的特点为

A. 任何年龄均可发病

B. 起病急,多有典型的"三多一少"症状

C. 一般有家族遗传病史

D. 血中胰岛素和C肽水平很低,甚至检测不出

E. 患者胰岛功能基本丧失,需要终生应用胰岛素替代治疗

11. 以下服用舌下片的注意事项中,错误的是

A. 给药宜迅速,含服时将药片放于舌下
B. 含服时间一般控制在5分钟左右
C. 含服后30分钟内不宜吃东西或饮水
D. 不要咀嚼或吞咽药物、不宜多说话
E. 可用舌头在嘴中移动药片以加速其溶解

12. 患者,男,54岁。患有高血压、糖尿病和牙周炎,服用氢氯噻嗪、氨氯地平、二甲双胍、阿卡波糖和甲硝唑。该患者近日中暑后服用藿香正气水(含有酒精),出现面部潮红、头痛、眩晕等症状。引起该症状的药物配伍是
A. 氢氯噻嗪和藿香正气水
B. 氨氯地平和藿香正气水
C. 二甲双胍和藿香正气水
D. 阿卡波糖和藿香正气水
E. 甲硝唑和藿香正气水

13. 患者因扁桃体炎用头孢拉定治疗,服用4小时后,面部出现皮疹,无其他不适,停药后皮疹消失,排除其他疾病可能,该病例用药与不良反应因果关系评价结果是
A. 肯定
B. 很可能
C. 可能
D. 可能无关
E. 无法评价

14. 下列药源性疾病中,其诱因主要是“基础疾病因素”的是
A. 灰婴综合征是由于氯霉素在新生儿体内蓄积所致
B. 假胆碱酯酶遗传性缺陷者应用琥珀胆碱可产生呼吸暂停
C. 肝硬化患者应用利多卡因,可引起严重中枢神经系统疾病
D. 月经期服用常规剂量的避孕药和地西泮,药理效应增强
E. 慢乙酰化者服用异烟肼的半衰期由45~110分钟延长至2~5小时

15. 患者,男,45岁。患有高血压,因感冒致发热、咽痛、流鼻涕到药店买药,药师不应推荐其使用的药物是
A. 复方酚咖伪麻胶囊
B. 维C银翘片
C. 速克感冒片
D. 速感宁胶囊
E. 对乙酰氨基酚片

16. 下列分析方法中,不属于药物经济学评价方法的是
A. 最小成本分析法
B. 成本-效应分析法
C. 成本-效用分析法
D. 成本-效益分析法
E. 成本-效果分析法

17. 以下使用抗菌药物的处方中,属于盲目联合用药的是
A. 轻度感染给予广谱或最新抗菌药
B. 无依据或凭经验应用广谱抗菌药
C. 2~3种抗菌药物联用或超剂量、超范围应用抗菌药
D. 在不了解抗菌药物的药动学参数等信息情况下用药
E. 对单一抗菌药物已能控制的感染应用2~3种抗菌药

18. 患者,男,67岁。3个月前确诊为胰腺癌,其使用抗肿瘤药物的不良反应中不属于远期不良反应的是
A. 皮肤色素沉着
B. 过敏反应
C. 造血功能障碍
D. 免疫抑制
E. 继发肿瘤

19. 患者,男,67岁。确诊为肺癌终末期。推荐姑息治疗用于缓解癌症疼痛的基本药品目录中,适用于内脏疼痛的药物是
A. 阿米替林
B. 卡马西平
C. 加巴喷丁
D. 美沙酮
E. 丁溴酸东莨菪碱

20. 治疗癫痫持续状态,首选的药物是
A. 注射用丙戊酸钠
B. 卡马西平片
C. 苯巴比妥片
D. 苯妥英钠片
E. 地西泮注射液

21. 患者,男,55岁。良性前列腺增生症伴高血压,应用α肾上腺素受体阻滞剂治疗,可能导致的不良反应是
A. 头晕
B. 视物模糊
C. 口干
D. 便秘
E. 尿潴留

22. 患者,女,56 岁。服用利尿药后出现不自主排尿现象,这种现象称为
A. 真性尿失禁
B. 暂时性/可逆性尿失禁
C. 压力性尿失禁
D. 急迫性尿失禁
E. 混合性尿失禁

23. 患者,男,20 岁。因外伤截瘫导致尿失禁。关于尿失禁的处理原则,下列说法错误的是
A. 少食油腻食品
B. 针对原发病进行治疗
C. 长时间站立
D. 避免使用抗组胺药物
E. 定时排尿

24. 患者,女,55 岁。因持续性中上腹疼痛 2 日入院。查体:体温 38℃。中上及左上腹有压痛。实验室检查:白细胞计数 $18.7\times10^9/L$,血清淀粉酶 1993U/L,血脂肪酶 6116U/L。其可考虑是
A. 急性胰腺炎
B. 急性胆囊炎
C. 急性阑尾炎
D. 急性胃炎
E. 急性肠梗阻

25. 以下导致消化性溃疡复发的原因中,最主要的病源性因素是
A. 吸烟
B. 感染的幽门螺杆菌没有彻底清除
C. 过量饮用烈性酒和食用有刺激性食物
D. 服用非甾体抗炎药的同时使用米索前列醇
E. 恐惧、紧张、焦虑情绪导致迷走神经兴奋

26. 以下有关双歧三联活菌胶囊治疗腹泻的机制,叙述最正确的是
A. 补充正常的细菌
B. 减少腹胀和腹泻
C. 防止蛋白质发酵
D. 抑制肠内腐败菌生长
E. 维持肠道正常菌群的平衡

27. 患者,女,25 岁。淋雨受凉后出现咳嗽、咳脓性痰,并伴有胸痛;发热 39℃;双肺可闻及湿性啰音;WBC $13\times10^9/L$。该患者对青霉素耐药。诊断为 CAP,优先选用的治疗药物是
A. 青霉素 G
B. 链霉素
C. 左氧氟沙星
D. 头孢呋辛酯
E. 布地奈德

28. 患者,男,28 岁。2 天前因淋雨后出现发热,体温最高达 39℃。经实验室和胸片检查,临床诊断为社区获得性肺炎,无其他基础疾病。根据 CAP 经验性抗感染治疗推荐使用
A. 多西环素
B. 阿莫西林
C. 莫西沙星
D. 氨苄西林－舒巴坦
E. 亚胺培南

29. 嗜肺军团菌感染的肺炎患者首选治疗药物不包括
A. 克拉霉素
B. 阿奇霉素
C. 阿莫西林
D. 莫西沙星
E. 左氧氟沙星

30. 患者,女,24 岁。诊刮术后 11 天,腹痛 7 天就诊。门诊病例记录:查体,腹软,下腹有轻压痛,无反跳痛,子宫稍大,双侧附件增粗,压痛;B 超提示右附件囊性包块;妇检阴道分泌物为脓血性,体温 38.5℃。诊断为急性盆腔炎。其多发生在
A. 初潮前的女性
B. 无性生活的女性
C. 性活跃期的女性
D. 绝经后的女性
E. 孕期的女性

31. 患者,女,26 岁。1 天前出现高热、头痛、下腹痛,尿频、尿急、阴道分泌物增多。诊断为盆腔炎性疾病。不属于盆腔炎性疾病(PID)感染临床表现的是
A. 轻者无症状或症状轻微
B. 可出现恶心、呕吐、腹胀、腹泻等
C. 有寒战、高热、头痛、食欲缺乏等全身症状
D. 可有尿频、尿急、尿痛等症状
E. 月经期发病可出现经量减少

32. 可作为初始和维持降压的药物不包括
A. 利尿剂
B. 中枢 α 受体激动剂
C. ARB
D. CCB
E. ACEI

33. 患者,男,78 岁。实施右侧髋关节置换术,术后第 10 日,患侧下肢出现肿胀、疼痛。诊断为深静

脉血栓形成。该患者应选用的药物是

A. 阿司匹林

B. 血凝酶

C. 氯吡格雷

D. 普通肝素

E. 替格瑞洛

34. 患者,男,72 岁。诊断:高血压,心力衰竭,肋软骨炎。

Rx:

地高辛片 0.25mg×10 片 0.125mg,qd

比索洛尔片 5mg×20 片 2.5mg,qd

红霉素缓释胶囊 250mg×12 粒 500mg,bid

布洛芬胶囊 200mg×10 粒 200mg,prn

该处方存在的问题是

A. 地高辛不宜选用

B. 地高辛剂量偏小

C. 不应使用红霉素缓释胶囊

D. 比索洛尔给药频次不合理

E. 布洛芬用量不合理

35. 患者,男,63 岁。平素喜食油腻食物。近日上腹痛、腹泻、消瘦。大便常规检查见有大量脂肪球,X 线腹平片显示上腹中部多发钙化点。医师开方宜选用的药品是

A. 干酵母

B. 硫糖铝

C. 乳酶生

D. 胰酶

E. 复方阿嗪米特肠溶片

36. 对伴有精神紧张的痛经患者,治疗痛经药可合用下列哪种药物

A. 阿司匹林

B. 对乙酰氨基酚

C. 布洛芬

D. 黄体酮

E. 谷维素

37. 下列关于治疗手足真菌感染的用药注意事项与患者教育,说法错误的是

A. 患糖尿病者容易发生癣病

B. 糜烂型足癣宜用热水洗烫

C. 若患者同时患有手、足癣,必须同时治疗,以免由搔抓引发再次感染

D. 对持久的真菌感染,感染缓解、症状消失后,可继续使用撒布剂,以防再次感染

E. 在体、股癣尚未根治前,禁止应用糖皮质激素制剂

38. 有 Q-T 间期延长的荨麻疹患者不宜选用的抗过敏药是

A. 氯苯那敏

B. 色甘酸钠

C. 苯海拉明

D. 异丙嗪

E. 依巴斯汀

39. 乳果糖治疗功能性便秘的主要机制是

A. 刺激肠神经末梢,直接作用于肠道平滑肌,增强结肠蠕动

B. 口服后在肠道内促进水和脂类物质浸入粪便,润滑通便

C. 增加粪便中的水含量和固形物而起到通便作用

D. 刺激肠壁的感受神经末梢,引起肠反射性蠕动增强而排出软便

E. 在结肠中被细菌分解为有机酸,并通过渗透作用增加粪便含水量,刺激结肠蠕动

40. 异维 A 酸最常见的不良反应是

A. 血脂升高

B. 眼睛干燥

C. 肝酶异常

D. 皮肤黏膜干燥

E. 肌肉-骨骼疼痛

二、配伍选择题

答题说明

共 50 题,每题 1 分。题目分为若干组,每组题目对应同一组备选项,备选项可重复选用,也可不选用。每题只有 1 个备选项最符合题意。

[41~42]

A. 头孢曲松钠与 0.9% 氯化钠注射液

B. 头孢曲松钠与氯化钙注射液

C. 胰岛素与 0.9% 氯化钠注射液

D. 瑞替普酶与 5% 葡萄糖注射液

E. 维生素 C 与 0.9% 氯化钠注射液

41. 两种药物配伍之后容易形成白色沉淀的是

42. 两种药物配伍之后将导致效价降低的是

[43～44]
A. 腐蚀性药品
B. 容易吸湿的药品
C. 极毒及杀害性药品
D. 容易受光线影响而变质的药品
E. 容易受温度影响而变质的药品

43. 需用玻璃瓶分装、软木塞塞紧、蜡封、外加螺旋盖的是

44. 根据其不同性质要求，分别存放于阴凉处、凉暗处或冷处的是

[45～46]
A. 法律性
B. 有效性
C. 技术性
D. 经济性
E. 稳定性

45. 药师应对处方进行审核，依照处方准确、快速地调配是处方的什么性质决定的

46. 处方是医院药品消耗及药品经济收入结账的凭证和原始依据是处方的什么性质决定的

[47～49]
A. 亚甲蓝
B. 纳洛酮
C. 二巯丙醇
D. 乙酰胺
E. 乙酰半胱氨酸

47. 患者，女，46 岁。因感冒发热，自行服用多种含对乙酰氨基酚的感冒药后，发生肝功能衰竭。可选用的解救药物是

48. 患儿，女，5 岁。误服氟乙酰胺灭鼠药，可选用的解救药物是

49. 患者，男，34 岁。有吸毒史。因过量使用阿片类药物昏迷入急诊抢救，表现为针尖样瞳孔、呼吸抑制，可选用的解救药物是

[50～52]
A. 二甲双胍
B. 吡格列酮
C. 阿卡波糖
D. 格列齐特
E. 西格列汀

50. 患者，男，64 岁。诊断为 2 型糖尿病，既往有磺胺过敏史，不宜选用的药物是

51. 患者，男，62 岁。2 型糖尿病伴下肢浮肿、活动后呼吸困难，不宜选用的药物是

52. 患者，女，57 岁。BMI 31.2kg/m^2，诊断为 2 型糖尿病。经生活方式干预，未能有效控制血糖，肝肾功能未见异常。初始治疗首选的药物是

[53～55]
A. 软膏剂
B. 含漱剂
C. 直肠栓剂
D. 滴眼剂
E. 透皮贴剂

53. 用后不宜马上进食的剂型是

54. 通常开封启用一个月后不宜再继续使用的剂型是

55. 夏季用前宜在冰箱冷藏室放置 15 分钟的剂型是

[56～57]
A. 肯定
B. 很可能
C. 可能无关
D. 可能
E. 无法评价

药品不良反应因果关系评价结果。

56. 用药与反应发生时间关系密切，同时有文献资料佐证；但引发 ADR 的药品不止一种。可评价为

57. 用药及反应发生时间顺序合理；停药以后反应停止；有文献资料佐证；排除原患疾病等其他混杂因素影响，但无重复用药史。可评价为

[58～59]
A. 复方磺胺甲噁唑片
B. 莫西沙星片
C. 阿莫西林胶囊
D. 阿奇霉素片
E. 米诺环素片

58. 患者，女，72 岁。有青霉素过敏史。主诉尿痛、尿频，尿常规检查示大量白细胞，尿细菌数大于 10^5 cfu/mL，诊断为急性膀胱炎。应选用的药物是

59. 患者，女，27 岁。孕 32 周，因尿急、尿痛就诊，诊断为尿路感染，应选用的药物是

[60～61]
A. 白细胞减少

B. 血小板减少
C. 白细胞增多
D. 血红蛋白增多
E. 中性粒细胞减少
60. 解热镇痛药可能引起
61. 对氨基水杨酸钠可能引起

[62 ~64]
A. 促进医药合作,保证患者用药安全、有效和经济
B. 及时发现、正确认识不良反应,采取相应的防治措施
C. 用药的合理化
D. 获得最佳的治疗效果、承受最低的治疗风险,与医师共同承担医疗责任
E. 普及合理用药的理念和基本知识,提高用药依从性
62. 药师参与健康教育的目的是
63. 药物利用研究和评价的目的是
64. 药品不良反应监测和报告的目的是

[65 ~66]
A. 1 ~2 周
B. 2 ~4 周
C. 4 ~6 周
D. 6 ~8 周
E. 8 ~10 周
65. 脑出血一般应卧床
66. 蛛网膜下隙出血应绝对卧床

[67 ~68]
A. 左旋多巴
B. 氯丙嗪
C. 左乙拉西坦
D. 卡马西平
E. 氯硝西泮
67. 常用传统抗癫痫药物是
68. 常用新型抗癫痫药物是

[69 ~70]
A. 90 ~120g/L
B. 小于 60g/L
C. 60 ~80g/L
D. 110g/L
E. 60 ~90g/L
患儿,男,6 岁。贫血,活动量稍大时气促、心悸。
69. 中度贫血的标准是血红蛋白值
70. 重度贫血的标准是血红蛋白值

[71 ~72]
A. 口服福莫特罗
B. 沙丁胺醇气雾吸入
C. 口服茶碱
D. 口服糖皮质激素
E. 注射肾上腺素
71. 特别适用于预防哮喘夜间发作及运动性发作的是
72. 哮喘急性发作,上次发作为一年前,首先应选

[73 ~75]
A. 肺炎链球菌肺炎
B. 葡萄球菌肺炎
C. 克雷伯杆菌肺炎
D. 支原体肺炎
E. 病毒性肺炎
73. 确诊有赖于痰培养、X 线和细菌学检查,呼吸道分泌物中有细胞核的包涵体的是
74. 确诊有赖于痰培养和细菌学检查,血白细胞计数增高,中性粒细胞比例增加,有核左移并有中毒颗粒的是
75. X 线显示肺段或肺叶实变,或呈小叶样浸润,可有单个或多发的液气囊腔,形成阴影内伴有空洞和液平,常伴有胸腔积液的是

[76 ~78]
A. 胺碘酮
B. 氟桂利嗪
C. 硝酸异山梨酯
D. 呋塞米
E. 氨氯地平
76. 患者,女,48 岁。因反复心悸就诊,心电图示心房颤动,拟施行药物转复。应选用的药物是
77. 患者,男,65 岁。因头痛、头晕就诊,查体血压 170/95mmHg,心律齐。诊断为高血压。应选用的药物是
78. 患者,女,80 岁。高血压病史 28 年,近日自觉憋气,昨夜出现呼吸困难,不能平躺,喘憋,咳粉红色泡沫样痰,诊断为心力衰竭。应选用的药物是

[79 ~80]
A. 双侧肾动脉狭窄

B. 心力衰竭
C. 痛风
D. 冠心病
E. 哮喘

79. **患者,男,46 岁。因心绞痛伴房颤,给予维拉帕米治疗。维拉帕米的禁忌证是**
80. **患者,女,60 岁。因心绞痛给予普萘洛尔治疗。普萘洛尔的禁忌证是**

[81 ~ 82]
A. 轻症中暑
B. 热痉挛
C. 热衰竭
D. 热射病
E. 发热

81. **症见眩晕、头痛、恶心、呕吐、大量出汗、脸色苍白、极度虚弱,属于**
82. **症见头晕、搏动性头痛、恶心、极高体温(口腔温度大于 39.5℃),属于**

[83 ~ 85]
A. 布洛芬
B. 贝诺酯
C. 阿司匹林
D. 吲哚美辛
E. 对乙酰氨基酚

治疗发热药物的作用机制。

83. **解热且具有抑制血小板凝集作用、可能增加出血危险的是**
84. **对胃肠刺激较小,体内分解为两种解热镇痛药、作用时间长的是**
85. **具有解热镇痛抗炎作用,镇痛作用较强、对胃肠道刺激性小的是**

[86 ~ 88]
A. 麻疹
B. 肺炎
C. 肺结核
D. 流行性感冒
E. 流行性腮腺炎

86. **儿童或青少年发热,伴耳垂为中心的腮腺肿大,需考虑患**
87. **儿童发热,伴咳嗽、流涕、眼结膜充血及全身斑丘疹,需考虑患**
88. **24h 内体温持续在 39 ~ 40℃,伴随寒战、胸痛、吐铁锈痰,需考虑患**

[89 ~ 90]
A. 减轻鼻黏膜充血
B. 退热缓解疼痛
C. 对抗病毒复制
D. 改善体液循环
E. 减少打喷嚏或者鼻溢液

89. **在抗感冒药中,含有伪麻黄碱成分复方制剂的应用目的是**
90. **在抗感冒药中,含有氯苯那敏成分复方制剂的应用目的是**

三、综合分析选择题

答题说明

共 20 题,每题 1 分。题目分为若干组,每组题目基于同一个临床情景、病例、实例或者案例的背景信息逐题展开。每题的备选项中,只有 1 个最符合题意。

[91 ~ 93]

处方审核是指药师运用专业知识与实践技能,根据相关法律法规、规章制度与技术规范等,对医师在诊疗活动中为患者开具的处方,进行合法性、规范性和用药适宜性审核,并做出是否同意调配与发药决定的药学技术服务。

91. **处方规范性审核,医师必须单独开具处方的药物是**
A. 中成药
B. 化学药品
C. 生物制剂
D. 中药饮片
E. 中药注射剂

92. **对审核结果的判读,应当判定为不规范处方的是**
A. 药品剂型或给药途径不适宜
B. 无正当理由超说明书用药
C. 药品的剂量、规格、数量、单位等书写不规范或不清楚
D. 联合用药不适宜
E. 无正当理由不首选国家基本药物

93. 药师应掌握各种剂型及不同给药途径的特点，正确审核处方。硫酸镁静脉注射可用于
A. 抗过敏
B. 抗肿瘤
C. 消肿
D. 导泻
E. 先兆子痫

[94~95]

患者，男，63岁。前列腺癌手术后，因肿瘤已转移至骨，正接受放射治疗，现已出现晚期癌痛症状，特别当患者坐时，感觉右髋疼痛加重，运动时后背疼痛加剧。该患者每日口服氧可酮+对乙酰氨基酚用于止痛，但疼痛日益加重。

94. 若患者需继续服用镇痛药缓解癌症疼痛，最好选用下列哪一种药
A. 布托啡诺
B. 可待因+阿司匹林
C. 美沙酮
D. 喷他佐辛
E. 右丙氧芬

95. 临床用于阿片类药急性中毒，解救呼吸抑制的药物是
A. 纳布啡
B. 美沙酮
C. 曲马朵
D. 洛贝林(山梗菜碱)
E. 纳洛酮

[96~98]

艾滋病是一种危害极大的传染病，由HIV病毒引起。根据相关部门统计，2012年，中国艾滋病死亡人数高达11575人，发病人数排在世界第五位，为41929人。全球艾滋病新发感染和死亡人数都在下降，而根据2014年的流行病学调查显示，我国新发感染人数在增加，总感染人数在增加，死亡人数也在增加。

96. 艾滋病的基本特征不包括
A. 中度以上细胞免疫缺陷
B. B淋巴细胞功能失调及自然杀伤细胞活性下降
C. 可发生各种致命性机会感染
D. 发生恶性肿瘤如卡波西肉瘤，以同性恋者居多
E. 存在体液免疫缺陷

97. 下列药物中，不属于治疗艾滋病常用的免疫调节剂的是
A. 干扰素
B. 拉米夫定
C. 白细胞介素-2
D. 灵杆菌素脂多糖
E. 粒细胞集落刺激因子

98. 艾滋病最常见的机会性感染为
A. 结核病
B. 巨细胞病毒感染
C. 卡波西肉瘤
D. 卡式肺囊虫性肺炎
E. 白色念珠菌感染

[99~103]

患者，女，73岁。因不自主震颤3年而就诊，检查肢体远端震颤明显，肌张力轮样增高，肢体活动少，始动困难，面部表情少，瞬目频率慢，行走步态不稳，呈紧迫、细碎、拖地状。于医院就诊后诊断为帕金森病。医生给予药物治疗为左旋多巴、卡比多巴联合用药。

99. 左旋多巴+卡比多巴治疗帕金森病属于
A. 提高药物疗效
B. 减少不良反应
C. 治疗多种疾病
D. 延缓细菌耐药性的产生
E. 促进机体利用

100. 帕金森病的3个主要临床特征是
A. 面具脸，静止性震颤，运动减少
B. 静止性震颤，肌张力增高，运动减少
C. 慌张步态，肌张力增高，写字过小症
D. 静止性震颤，运动减少，病理反射
E. 静止性震颤，慌张步态，肌张力增高

101. 帕金森病治疗中下列哪项用药原则是错误的
A. 增加多巴胺的作用
B. 减少乙酰胆碱的作用
C. 从小剂量用起
D. 必要时增加溴隐亭
E. 增加乙酰胆碱的作用

102. 帕金森病患者用于震颤麻痹病因治疗的药物是
A. 安坦
B. 安定
C. 左旋多巴
D. 新斯的明
E. 利血平

103. 对于震颤麻痹的病人哪类药物是禁止使用的

A. 金刚烷胺
B. 抗胆碱能药物
C. 单胺氧化酶抑制剂
D. 多巴胺受体激动剂
E. 吩噻嗪类药物

[104～108]

患者,男,35岁。因间断上腹痛5年、加重1周来诊。患者自5年前开始间断出现上腹胀痛,空腹时明显,进食后可自行缓解,有时夜间痛醒,无放射痛,有嗳气和泛酸,常因进食不当或生气诱发,每年冬春季节易发病。1周前因吃凉白薯后再犯,腹痛较前重。发病以来无恶心、呕吐和呕血,饮食好,二便正常,无便血和黑便,体重无明显变化。既往体健,无肝肾疾病及胆囊炎和胆石症病史,无手术、外伤和药物过敏史。无烟酒嗜好。

104. 上述患者,胃镜检查结果最相关的病证是
A. 胃食管反流病
B. 胆结石
C. 胆囊炎
D. 胃酸分泌过多
E. 十二指肠溃疡

105. 下列哪一项表现为胃恶性溃疡
A. 周期性胃痛明显,无上腹包块
B. 便隐血持续阳性
C. 龛影直径小于2.5cm,壁光滑,位于胃腔轮廓之外
D. 胃液分析胃酸正常或偏低,但无真性缺酸
E. 胃镜检查见溃疡圆或椭圆形,底平滑,边光滑,白或灰白苔,溃疡周围黏膜柔软,可见皱襞向溃疡集中

106. 导致消化性溃疡病的重要病因是
A. 遗传因素
B. 胃窦部幽门螺杆菌感染
C. 化学物质的刺激
D. 吸烟
E. 强烈的精神刺激

107. 下列关于胃溃疡和十二指肠溃疡叙述正确的是
A. 胃溃疡发病以保护因素的增强为主;十二指肠溃疡发病则以攻击因素的增强为主
B. 胃溃疡发病以保护因素的增强为主;十二指肠溃疡发病则以攻击因素的减弱为主
C. 胃溃疡发病以保护因素的减弱为主;十二指肠溃疡发病则以保护因素的增强为主
D. 胃溃疡发病以保护因素的减弱为主;十二指肠溃疡发病则以攻击因素的减弱为主
E. 胃溃疡发病以保护因素的减弱为主;十二指肠溃疡发病则以攻击因素的增强为主

108. 下列有关用药正确的是
A. 服用最高剂量二甲双胍的糖尿病患者,长期服用PPI,需补充维生素B_{12}
B. 溃疡活动期应停用胃黏膜损害药物
C. 患者长期服用治疗消化溃疡药物抗酸剂和铋剂,骨折住院后仍需继续服用
D. 克拉霉素对HP有效,对于患有心律失常的患者应慎用
E. 胃溃疡发生率高于十二指肠溃疡的发生率

[109～110]

患者,女,45岁。诊断为PID,病情严重,伴有发热、恶心、呕吐感。

109. 应给予患者哪种治疗方法
A. 理疗
B. 肠胃专科治疗
C. 门诊治疗
D. 住院治疗
E. 手术治疗

110. 若进行抗菌药物治疗,以下方案不正确的是
A. 头孢替坦2g,静脉滴注
B. 头孢曲松1g,静脉滴注
C. 氧氟沙星0.4g,每12小时1次,静脉滴注
D. 氨苄西林－舒巴坦3g,静脉滴注,每6小时1次
E. 替硝唑0.5g,静脉滴注

四、多项选择题

答题说明

共10题,每题1分。每题的备选项中,有2个或2个以上符合题意,错选、少选均不得分。

111. 药学服务的对象包括
A. 患者
B. 患者家属
C. 医生

D. 护士
E. 健康人群

112. 处方调配规则包括
A. 药师对配伍禁忌或超剂量处方,应当拒绝调配
B. 急诊和一般处方当日有效,慢性病处方 3 日内有效
C. 超过期限处方,需经开具处方医师或同专业医师重新签字方可调配
D. 患者到异地购药,如超过处方的有效期,需请当地同专业医师审核签名,方可调配
E. 药师发现处方所列药品无治疗意义,或可能对病人造成损害,有权提出质疑或拒绝调配

113. 患者,男,48 岁。关节肿痛,晨僵 3 个月,诊断为骨性关节炎。关于骨性关节炎,下列说法正确的为
A. 为以关节软骨退行性病变及继发性骨质增生为主要改变的慢性关节疾病
B. 好发于膝、髋、手、足、脊柱等负重或活动较多的关节
C. 多见于中老年人
D. 病理可见滑膜增生、关节积液
E. 晨僵时间一般不超过 15 分钟

114. 注射胰岛素时的注意事项,说法正确的有
A. 每次注射时应变换注射部位
B. 两次注射点要间隔 2cm
C. 未开启的胰岛素应常温保存
D. 冷冻后的胰岛素不可再应用
E. 使用中的胰岛素笔芯不宜冷藏

115. 服后宜多饮水的口服药物,其中有
A. 茶碱类平喘药可提高肾血流量,具有利尿作用,且哮喘者往往伴有血容量较低,宜适量补充液体
B. 利胆药苯丙醇、羟甲香豆素、去氢胆酸和熊去氧胆酸可引起胆汁过度分泌和腹泻,服用时应尽量多喝水
C. 抗尿结石药应用排石汤、排石冲剂或优克龙(日本消石素)宜多饮水,以冲洗尿道,并稀释尿液,减少尿盐沉淀
D. 磺胺药主要由肾排泄,尿液中浓度高,可形成结石性沉淀,服用后宜大量饮水,也可加服碳酸氢钠以碱化尿液
E. 抗痛风药应用排尿酸药苯溴马隆、丙磺舒、别嘌醇应多饮水并碱化尿液,以防止尿酸在排出过程中沉积形成结石

116. 以下对婴幼儿期用药特点的表述中,不正确的有
A. 口服给药宜用糖浆剂
B. 肌内注射为主要给药途径
C. 使用吗啡易引起呼吸抑制
D. 使用氨茶碱呈现兴奋作用
E. 年龄越小对中枢镇静剂耐受力越差

117. 红细胞减少的临床意义有
A. 造血物质缺乏
B. 反复腹泻,由于大量失水,血液浓缩,红细胞相对减少
C. 骨髓造血功能低下
D. 红细胞破坏或丢失过多
E. 继发性贫血

118. 患者,女,63 岁。身高 156cm,体重 80kg,可致哪些肿瘤患病风险增高
A. 结直肠癌
B. 乳腺癌
C. 胃癌
D. 子宫内膜癌
E. 肾癌

119. 孕妇罹患急性肾盂肾炎,下列药物可选用的有
A. 氯霉素
B. 阿莫西林
C. 红霉素
D. 头孢曲松
E. 庆大霉素

120. 关于反复发作脚癣治疗的说法,错误的有
A. 可长期局部使用糖皮质激素
B. 表面症状消失后即可停药
C. 合并糖尿病的患者应特别注意控制血糖
D. 抗真菌药首选伏立康唑
E. 用药期间经常用肥皂清洗患部皮肤

试卷标识码：

执业药师资格考试

药学综合知识与技能

押题秘卷（三）

考生姓名：____________

准考证号：____________

工作单位：____________

一、最佳选择题

答题说明

共40题,每题1分。每题的备选项中,只有1个最符合题意。

1. 有关药学服务的目的,以下说法错误的是

A. 提高患者用药的适宜性

B. 提高患者用药的有效性

C. 提高患者用药的选择性

D. 提高患者用药的安全性

E. 改善和提高人类生活质量

2. 药师在与患者沟通时,应采用的语言表达技巧是

A. 多使用服务用语和通俗易懂的语言

B. 尽量使用专业术语

C. 谈话时尽量采用长句子

D. 用“是”“不是”或简单一句话就可以答复问题

E. 尽量使用封闭式的提问方式

3. 患者,男,65岁。糖尿病病史5年,因咳嗽、打喷嚏、鼻塞症状就诊,医师处方维C银翘片和酚麻美敏片。该处方存在的问题是

A. 超适应证用药

B. 剂型选用不合理

C. 存在有风险的药物相互作用

D. 有用药禁忌证

E. 重复用药

4. 以下有关医院协定处方的含义叙述中,最正确的是

A. 医院协定处方也是法定处方

B. 协定处方由药师或医师制定

C. 每个医院的协定处方仅限于在本单位使用

D. 制定协定处方的目的只是为了大量配制和储备药品

E. 协定处方是医院院长根据日常医疗用药需要而制定的

5. 下列关于处方的说法,错误的是

A. 处方是医疗活动中关于药品调剂的重要书面文件

B. 药师具有审核、调配处方权,但无诊断权和修改处方权

C. 由药学专业技术人员(药师)审核、调配、核对

D. 处方是作为患者用药凭证的医疗文书

E. 处方不包括医疗机构病区用药医嘱单

6. 特殊解毒剂使用时应注意

A. 抓紧时间,越早使用越好

B. 不宜太早使用解毒剂,应先注意观察病情

C. 注意剂量,剂量越大越好

D. 为避免解毒剂引起中毒,尽量少用解毒剂

E. 了解解毒剂的适应证和禁忌证,根据不同情况掌握使用

7. 处理误服毒物不久、神志尚清醒的中毒患者的首要措施是

A. 吸氧

B. 静脉补液

C. 导泻与洗肠

D. 催吐、洗胃

E. 清除皮肤、黏膜上的毒物

8. 关于痛风患者用药指导的说法,不正确的是

A. 避免摄入高嘌呤食物

B. 别嘌醇服后可出现眩晕,用药后不宜驾车

C. 增加碱性食物的摄取

D. 戒烟限酒,加强锻炼,控制体重

E. 对于合并有高血压的患者,必要时可选择噻嗪类利尿剂

9. 患者,男,56岁。因出现面色苍白、乏力、肢体麻木、共济失调等症状就诊。查体:舌面光滑,呈“牛肉样舌”。化验结果提示血清叶酸和维生素B_{12}水平下降,下列药物中,不会影响维生素B_{12}吸收的是

A. 奥美拉唑

B. 氨氯地平

C. 二甲双胍

D. 对氨基水杨酸

E. 秋水仙碱

10. 餐后服用可以增加吸收的药物是

A. 维生素B_2片

B. 左甲状腺素钠片

C. 头孢拉定胶囊

D. 磷酸铝凝胶

E. 硫酸亚铁片

11. 下列药物中,适宜在餐前服用的是

A. 头孢呋辛酯片

B. 莫沙必利片

C. 双氯芬酸钠片

D. 伊马替尼片

E. 双歧杆菌三联活菌胶囊

12. 非甾体类抗炎药引起多种肾损害的特点不包括

A. 肾小球滤过率下降

B. 急性肾衰竭

C. 钠潴留

D. 尿潴留

E. 肾间质纤维化

13. 患儿,男,1 岁 4 个月。家长为预防幼儿缺钙,每日给患儿服用维生素 D 5000IU,3 个月后患儿出现乏力、恶心、呕吐食欲不振等症状。化验结果:血钙 18mg/dL,25 - OH - D_3水平 632mg/mL,诊断为维生素 D 中毒。下列处理措施错误的是

A. 停用维生素 D 及强化食品

B. 停饮牛奶

C. 停用钙剂

D. 增加日晒

E. 多饮水

14. 下面属于药物经济学评价中表示用药效果的指标是

A. 发病率

B. 病人满意程度

C. 病人的舒适程度

D. 与健康相关的生活质量

E. 净收益

15. 对血清天门冬氨酸氨基转移酶叙述不正确的是

A. 天门冬氨酸氨基转移酶旧称谷草转移酶

B. 谷草转移酶的正常参考范围,用速率法为成人小于 40U/L

C. 血清天门冬氨酸氨基转移酶的测定可反映肝细胞的损伤程度

D. 心梗时,血清天门冬氨酸氨基转移酶活力最高

E. 服用有肝毒性药物时,血清天门冬氨酸氨基转移酶不升高

16. 关于心脏毒性的描述不正确的是

A. 导致心脏毒性的药物主要有蒽环类

B. 蒽环类药物引起的心脏毒性呈剂量累积性,且无个体差异

C. 急性心脏毒性主要表现为窦性心动过速、心律失常、传导阻滞

D. 迟发性心脏毒性主要表现为充血性心力衰竭、心肌细胞肿胀和变性

E. 曲妥珠单抗诱导的心脏毒性主要表现为无症状性的左心室射血分数(LVEF)降低、心动过速

17. 使用非阿片类药物具有封顶效应的是

A. 第一阶梯轻度疼痛

B. 第二阶梯中度疼痛

C. 第三阶梯重度疼痛

D. 第三阶梯轻度疼痛

E. 第一阶梯重度疼痛

18. 下列属于艾滋病急性期表现的是

A. 记忆力减退

B. 精神淡漠

C. 头痛

D. 发热

E. 痴呆

19. 患者,男,34 岁。反复出现上唇口角处疱状皮损,疼痛明显。诊断为单纯疱疹。关于单纯疱疹,下列说法错误的为

A. 皮肤、黏膜成簇出现单房性水疱

B. 主要发生于面部或生殖器

C. 全身症状轻

D. 由人单纯疱疹病毒感染所致

E. 少见复发

20. 患者,男,72 岁。患有帕金森病,服用金刚烷胺治疗,咨询药师该药物的毒副作用和禁忌证。该药物慎用、禁用人群不包括

A. 哺乳期妇女

B. 肝、肾功能不全患者

C. 癫痫患者

D. 严重胃溃疡患者

E. 甲型流感患者

21. 患者,男,73 岁。胃溃疡病史 2 年,半年前出现静止性震颤,搓丸样,运动迟缓,面具脸,慌张步

态,该患者应使用的药物是

A. 多奈哌齐

B. 苄丝肼甲基多巴

C. 苄丝肼左旋多巴

D. 司来吉兰

E. 苯海索

22. 下列关于脑梗死急性期药物治疗的说法,正确的是

A. 急性脑梗死的溶栓治疗时间窗是48小时内

B. 血小板计数小于 $100\times10^9/L$ 时应禁用溶栓药

C. 急性脑梗死者,发病在6小时内可给予巴曲酶静脉溶栓

D. 应在使用溶栓药的同时联合使用阿司匹林

E. 应在使用溶栓药的同时联合使用抗凝药

23. 患者,男,65岁。溃疡性结肠炎病史15年,面色苍白、无力、心慌、勺状指,诊断为"缺铁性贫血",给予注射铁剂治疗。可引起的不良反应不包括

A. 低血压

B. 肌肉疼痛

C. 心动过速

D. 荨麻疹

E. 高铁血红蛋白血症

24. 患者,女,25岁。妊娠6个月,因头晕心悸、气短、面色苍白入院,诊断为营养性巨幼性贫血。下列符合本病的表现是

A. 反甲

B. 异食癖

C. 神经、精神症状

D. 血红蛋白减少比红细胞减少明显

E. 舌炎

25. 急性膀胱炎短疗程疗法可选用的药物一般不包括

A. 磺胺类

B. 喹诺酮类

C. 半合成青霉素类

D. 头孢菌素类

E. 大环内酯类

26. 米索前列醇所致主要不良反应是

A. 腹痛

B. 黑便

C. 皮炎

D. 性功能减退

E. 便秘

27. PPI治疗胃溃疡的疗程通常需要

A. 8~12周

B. 6~8周

C. 1~2周

D. 4~6周

E. 8~10周

28. 关于胆石症的患者教育,下列说法错误的是

A. 低胆固醇饮食

B. 绝大多数胆石症患者需采用手术治疗

C. 避免快速减重和不吃早餐

D. 有消化不良症状应进行鉴别诊断

E. 右上腹胀可能由脂肪肝引起

29. 患者,女,19岁。淋雨受凉后出现咳嗽、咳脓性痰,并伴有胸痛;发热39℃;双肺可闻及湿性啰音;WBC $13\times10^9/L$。该患者对青霉素耐药。根据患者的临床表现,可诊断为

A. 肺结核

B. 哮喘

C. 咳嗽

D. 社区获得性肺炎

E. 医院获得性肺炎

30. 患者,女,45岁。因出现午后低热、乏力、盗汗就诊,诊断为肺结核,给予抗结核治疗。药师对患者所进行的用药指导中,错误的是

A. 增加日光浴

B. 肺结核进展期患者应卧床休息

C. 患者所用食具应于餐后煮沸消毒

D. 口服抗结核药应于早晨空腹顿服

E. 出现胃肠道反应和关节痛时,患者应立即停药

31. 患者,女,28岁。4天前外出洗浴,现白带增多及外阴瘙痒,医生诊断滴虫阴道炎。滴虫阴道炎的主要传播方式是

A. 血液传播

B. 消化道传播

C. 医源性传播

D. 性传播

E. 呼吸道传播

32. 盆腔炎性疾病的感染来源最正确的是

A. 外源性感染

B. 内源性感染

C. 淋病奈瑟球菌感染

D. 厌氧菌感染

E. 混合感染

33. 稳定型心绞痛的发作性胸痛特点不包括

A. 可有烧灼感

B. 压迫、发闷或紧缩性

C. 针刺或刀扎样锐性痛

D. 多持续 3 ~ 5 分钟

E. 舌下含服硝酸甘油可缓解

34. 主要用于高胆固醇血症,尤其是纯合子型家族性高胆固醇血症(HoFH)及黄色瘤患者的药物是

A. 烟酸

B. 依折麦布

C. 普罗布考

D. 考来替泊

E. 阿托伐他汀

35. 治疗脓疱疮以外用药涂敷为主的原理是

A. 高锰酸钾溶液具有杀菌作用

B. 脓疱疮痂皮不厚可直接涂敷药物

C. 口服抗菌药物达不到有效药物浓度

D. 伴随全身症状者少

E. 脓疱疮好发于头、面颊、颈或四肢等暴露部位

36. 对乙酰氨基酚用于儿童退热时的用法用量是

A. 每日小于 4 次,用药不超过 3 天

B. 每日小于 3 次,用药不超过 5 天

C. 每日小于 4 次,用药不超过 7 天

D. 每日小于 3 次,用药不超过 10 天

E. 每日小于 4 次,用药不超过 10 天

37. 为避免引起新生儿循环障碍和灰婴综合征,孕妇分娩前应禁用的抗生素是

A. 青霉素

B. 红霉素

C. 氯霉素

D. 阿奇霉素

E. 头孢菌素

38. 对夜间及清晨疼痛症状较重的患者,应用双氯芬酸钠缓释片时,适宜的用法用量是

A. 清晨服用 75mg

B. 中午服用 75mg

C. 傍晚服用 75mg

D. 睡前服用 75mg

E. 下午 2 点服用 75mg

39. 夜间咳嗽患者宜选用的镇咳药是

A. 氨溴索

B. 可待因

C. 喷托维林

D. 右美沙芬

E. 苯丙哌林

40. 不属于帮助治疗消化不良的处方药是

A. 龙胆碳酸氢钠

B. 莫沙必利

C. 干酵母(酵母片)

D. 双歧三联杆菌胶囊

E. 胃蛋白酶

二、配伍选择题

答题说明

共 50 题,每题 1 分。题目分为若干组,每组题目对应同一组备选项,备选项可重复选用,也可不选用。每题只有 1 个备选项最符合题意。

[41 ~ 43]

A. 一级信息

B. 二级信息

C. 三级信息

D. 四级信息

E. 互联网信息

41. 具有"提供信息不够全面,一般需同时使用几种检索工具"特点的药学信息是

42. 具有"单一临床试验所提供的信息,其结果或结论有误将误导读者"特点的药学信息是

43. 具有"方便获取许多药物信息,但是这些信息质量良莠不齐"特点的药学信息是

[44~46]
A. 微克
B. 必要时
C. 临睡时
D. 餐后
E. 立即

44. 处方中外文缩写 mcg 代表
45. 处方中外文缩写 St. 代表
46. 处方中外文缩写 pc 代表

[47~49]
A. 心得安
B. 心痛定
C. 安痛定
D. 消心痛
E. 强痛定

47. 硝苯地平的别名是
48. 普萘洛尔的别名是
49. 硝酸异山梨酯的别名是

[50~52]
A. X 级
B. A 级
C. C 级
D. B 级
E. D 级

50. 对乙酰氨基酚的妊娠毒性分级是
51. 卡马西平的妊娠毒性分级是
52. 正常剂量氯化钾的妊娠毒性分级是

[53~55]
A. 早产儿
B. 新生儿
C. 婴幼儿
D. 儿童
E. 成年人

53. 青霉素 G 的半衰期长达 3 小时的儿童发育阶段是
54. 对苯巴比妥等镇静剂有一定耐受力的儿童发育阶段是
55. 因新陈代谢旺盛,用药要防止水、电解质平衡紊乱的是

[56~59]
A. 氯氮平
B. 胰岛素
C. 苯妥英钠
D. 阿司匹林
E. HMG – CoA 还原酶抑制剂

56. 可能导致血清总胆固醇升高的药物是
57. 可能导致 γ – 谷氨酰转移酶升高的药物是
58. 可能导致血清碱性磷酸酶升高的药物是
59. 可能导致血小板计数减少的药物是

[60~63]
A. 血清总蛋白减少
B. 血清碱性磷酸酶升高
C. 血清 γ – 谷氨酰转移酶升高
D. 血清丙氨酸氨基转移酶升高
E. 血清丙氨酸氨基转移酶一过性或偶见升高

60. 四环素可引起
61. 异烟肼可导致
62. 酮康唑可引起
63. 苯妥英钠可引起

[64~65]
A. 多柔比星
B. 环磷酰胺
C. 伊马替尼
D. 博来霉素
E. 门冬酰胺酶

64. 可引起出血性膀胱炎的抗肿瘤药物是
65. 可导致急、慢性肾损伤及蛋白尿的抗肿瘤药物是

[66~67]
A. 司来吉兰
B. 卡巴拉汀
C. 左旋多巴
D. 美金刚
E. 加兰他敏

66. 用于 AD 和帕金森病的轻至中度痴呆的药物是
67. 用于早期 AD 患者的药物是

[68~70]
A. 苯海索
B. 普拉克索
C. 司来吉兰
D. 恩他卡朋
E. 拉莫三嗪
68. 属于抗胆碱能药的是
69. 属于 MAO-B 抑制剂的药物是
70. 属于 COMT 抑制剂的药物是

[71~72]
A. 头孢曲松
B. 西托溴铵
C. 消炎利胆片
D. 山莨菪碱
E. 熊去氧胆酸
71. 适用于不宜手术治疗、胆囊有收缩功能、直径较小的胆固醇结石者的药物是
72. 适用于急性胆囊炎恢复期的药物是

[73~76]
A. 短效 β_2受体激动剂
B. 白三烯受体阻滞剂
C. β_2受体阻滞剂
D. 磷酸二酯酶抑制剂(茶碱类)
E. 短效抗胆碱药
73. 作为治疗哮喘急性发作的首选药是
74. 适用于阿司匹林哮喘、运动性哮喘和伴有过敏性鼻炎哮喘患者的药物是
75. 适用于哮喘急性发作的治疗,尤其是夜间哮喘及痰多患者的药物是
76. 治疗窗窄及代谢存在较大个体差异,静脉注射速度过快可引起严重反应,甚至死亡的药物是

[77~78]
A. 维拉帕米
B. 氯沙坦
C. 螺内酯
D. 美托洛尔
E. 多沙唑嗪
77. 患者,女,56 岁。诊断为高血压伴快速型心律失常,首选的药物是
78. 患者,男,60 岁。诊断为高血压伴左心室肥厚,首选的药物是

[79~80]
A. 曲美他嗪
B. 辛伐他汀
C. 尼可地尔
D. 硝酸甘油
E. 维拉帕米
79. 抑制脂肪酸氧化和增加葡萄糖代谢,通过提高氧的利用效率而治疗心肌缺血的药物是
80. 为钾通道开放剂,对于有微循环障碍的女性冠心病患者更适合的药物是

[81~82]
A. 烟酸
B. 普罗布考
C. 辛伐他汀
D. 依折麦布
E. 多烯酸乙酯
81. 降低胆固醇的药物中,禁用于慢性肝病和严重痛风患者的药物是
82. 降低胆固醇的药物中,禁用于妊娠期和哺乳期的药物是

[83~84]
A. 紫云膏
B. 京万红软膏
C. 10% 鱼石脂软膏
D. 10% 樟脑软膏
E. 依沙吖啶-氧化锌糊剂
83. 对未形成溃疡的冻疮,可外涂敷的药物是
84. 对冻伤局部发生水疱和糜烂者,可外涂敷的药物是

[85~86]
A. 吗啡
B. 地西泮
C. 氧化锌
D. 西替利嗪

E. 异丙嗪

85. 针对烫伤轻伤员镇痛、镇静可选用的药物是

86. 针对烫伤伴有脑外伤患者镇痛、镇静可选用的药物是

[87～88]

A. 取适量涂抹于患处,每日 1 次

B. 取适量涂抹于患处,每日 2 次

C. 取适量涂抹于患处,每日 3 次

D. 取适量涂抹于患处,每日 4 次

E. 取适量涂抹于患处,频涂

87. 治疗昆虫叮咬,炉甘石洗剂的用法为

88. 治疗昆虫叮咬,丁酸氢化可的松乳膏的用法为

[89～90]

A. 多潘立酮

B. 法莫替丁

C. 奥美拉唑

D. 枸橼酸铋钾

E. 阿莫西林

89. 65 岁以上老年人服用可引起 Q－T 间期延长,增加发生尖端扭转型室性心动过速风险的药物是

90. 老年人长期服用存在骨折风险的药物是

三、综合分析选择题

答题说明

共 20 题,每题 1 分。题目分为若干组,每组题目基于同一个临床情景、病例、实例或者案例的背景信息逐题展开。每题的备选项中,只有 1 个最符合题意。

[91～93]

患者,女,19 岁。2 年前因上呼吸道感染后逐渐出现甲状腺肿大,伴多汗、多食、消瘦、心悸、烦躁。

91. 该患者的可能诊断为

A. 单纯性甲状腺肿

B. 甲状腺功能减退症

C. 甲状腺功能亢进症

D. 亚急性甲状腺炎

E. 桥本甲状腺炎

92. 该患者应首选的治疗药物是

A. 丙硫氧嘧啶

B. 碘化钾

C. 碳酸锂

D. 放射性^{131}I 治疗

E. 手术治疗

93. 下列属于该药的不良反应是

A. 心动过缓

B. 腹泻

C. 淋巴结肿大

D. 关节痛

E. 胆汁淤积型黄疸

[94～96]

患者,男,53 岁。参加婚礼后 5 小时突发左脚第一跖趾关节剧痛,3 小时后局部出现红、肿、热、痛和活动困难。实验室检查示血尿酸 500μmol/L;足部 X 线示非特征性软组织肿胀。

94. 该患者的可能诊断是

A. 痛风

B. 假性痛风

C. 风湿性关节炎

D. 类风湿关节炎

E. 化脓性关节炎

95. 该患者宜首选的药物为

A. 丙磺舒

B. 别嘌醇

C. 苯溴马隆

D. 秋水仙碱

E. 泼尼松

96. 为缓解患者剧痛,应首选的药物是

A. 布洛芬

B. 对乙酰氨基酚

C. 尼美舒利

D. 阿司匹林

E. 吗啡

[97～98]

患者,女,56 岁。于 1 年前出现记忆力减退,反

应迟钝,言语表达费力,四肢肌张力增高。患者逐渐出现饮食、睡眠差,定向力、记忆力、判断力、计算力明显减退,神志恍惚、目光呆滞、言语不清,答非所问、不能与他人交流,四肢肌张力增高,阵发性痉挛。于医院进行全面检查后明确诊断为阿尔茨海默病。

97. 应用下列药物不能增强该患者认知功能的是

A. 多奈哌齐

B. 金刚烷胺

C. 卡巴拉汀

D. 加兰他敏

E. 美金刚

98. 有关阿尔茨海默病的用药注意事项与患者教育,说法错误的是

A. 改善认知功能的药物仅能改善症状、维持功能,并不能改变疾病进程和结局

B. 卡巴拉汀 97% 以代谢产物从尿液排出

C. 应用胆碱酯酶抑制剂应注意监测胃出血

D. 氯化铵可降低美金刚的清除率而使药物血浆浓度升高

E. 若出现 1 次漏服改善认知功能的药物,请尽快补服,但若接近下次服药时间,则无须补服

[99 ~ 101]

患者,男,62 岁。3 天前出现尿频、尿急、尿痛、排尿不适,今天早上有腰痛,前来就诊。实验室检查尿液浑浊并有异味,诊断为膀胱炎。

99. 膀胱炎的致病菌多为

A. 淋病奈瑟菌

B. 大肠埃希菌

C. 金黄色葡萄球菌

D. 白假丝酵母菌

E. 幽门螺杆菌

100. 下列不属于膀胱炎表现的是

A. 尿频、尿急、尿痛

B. 下腹痛

C. 尿液浑浊

D. 排尿困难

E. 氮质血症

101. 该患者使用短程疗法治疗,停药 7 天后进行尿细菌定量培养,结果显示仍有菌尿,此时应继续给予抗菌药物治疗多长时间

A. 1 周

B. 2 周

C. 3 周

D. 5 周

E. 7 周

[102 ~ 104]

患者,男,54 岁。因反复间断反酸、烧心 2 年就诊。既往史:无特殊病史。体格检查:生命体征平稳,体型肥胖,腹部查体无异常体征。上消化道内镜结果提示食管溃烂伴食管裂孔疝形成。远段食管病理检查提示食管黏膜慢性炎症、未见嗜酸性粒细胞浸润。诊断结果:胃食管反流病。

102. 目前临床常用改善生活方式的建议不包括

A. 抬高床头 15 ~ 20cm

B. 戒烟、禁酒

C. 睡前 2 ~ 3 小时不宜再进食

D. 高脂肪饮食

E. 避免饮用咖啡和浓茶

103. 治疗首选的药物是

A. 法莫替丁

B. 奥美拉唑

C. 多潘立酮

D. 铝碳酸镁

E. 莫沙必利

104. 患者每天 1 次服药的时间应为

A. 早餐前 0.5 小时

B. 早餐前 0.5 ~ 1 小时

C. 午餐前 0.5 小时

D. 午餐前 0.5 ~ 1 小时

E. 睡前 0.5 ~ 1 小时

[105 ~ 106]

患者,男,64 岁。因右足肿痛就诊。查体:右脚第一趾关节红肿,触痛明显。化验结果:血尿酸 588.1μmol/L。诊断为急性痛风性关节炎。患者合并高血压、高胆固醇血症、冠心病,目前正服用氢氯噻嗪片 25mg,qd、美托洛尔缓释 47.5mg,qd、赖诺普利片 20mg,qd、辛伐他汀片 10mg,qn、阿司匹林肠溶

片 100mg,qd。

105. 患者首选的抗炎药是

A. 别嘌醇片

B. 阿司匹林片(300mg)

C. 贝诺酯片

D. 双氯芬酸钠片

E. 泼尼松片

106. 患者正在使用的药物中,可使血尿酸水平升高的是

A. 氢氯噻嗪和辛伐他汀

B. 美托洛尔和赖诺普利

C. 美托洛尔和辛伐他汀

D. 氢氯噻嗪和阿司匹林

E. 阿司匹林和赖诺普利

[107~108]

患者,男,65 岁。因咳嗽、咳大量脓痰、呼吸困难入院,诊断为慢性阻塞性肺疾病急性加重。

107. COPD 最重要的环境发病因素是

A. 空气污染

B. 吸烟

C. 职业性粉尘

D. 呼吸道感染

E. 化学物质

108. 若 $50\% \leq FEV_1 < 80\%$ 预计值,患者气流受限严重程度分级属于

A. 0 级

B. 1 级

C. 2 级

D. 3 级

E. 4 级

[109~110]

患者,女,30 岁。G_2P_1。既往月经规律,月经量少,身体健康,要求长期采取避孕措施。

109. 首选的避孕方法是

A. 宫内节育器

B. 紧急避孕药

C. 安全期避孕

D. 长效口服避孕药

E. 外用杀精子剂

110. 该方法主要的避孕机制是

A. 影响受精卵着床

B. 阻止精子与卵子相遇

C. 抑制卵巢排卵

D. 改变宫颈黏液性状

E. 影响精子获能

四、多项选择题

答题说明

共 10 题,每题 1 分。每题的备选项中,有 2 个或 2 个以上符合题意,错选、少选均不得分。

111. 药师与患者沟通应注意

A. 多用开放性问题

B. 认真倾听

C. 尽量使用专业术语

D. 注意掌握时间

E. 准确介绍自己,说明来意取得患者同意后开始提问

112. 下列关于血液制品管理的说法,正确的有

A. 国家实行单采血浆站统一规划、设置的制度

B. 药库应设置并严格划分血液制品待验区、合格区、不合格区

C. 医务人员要严格掌握血液制品特别是人血白蛋白等使用的适应证和禁忌证

D. 医务人员要对使用血液制品进行有效的血液警戒和药物警戒

E. 医务人员要遵循不良反应“可疑即报”的原则

113. 老年患者对低血糖的耐受能力差,治疗糖尿病时首选不易导致低血糖反应的降糖药。下列降糖药中,单独使用不会出现低血糖的有

A. 格列齐特

B. 二甲双胍

C. 瑞格列奈

D. 阿卡波糖

E. 吡格列酮

114. 可导致血压升高的药物有

A. 地塞米松

B. 麻黄碱

C. 多沙唑嗪

D. 垂体后叶素

E. 重组人红细胞生成素

115. 关于老年人用药注意事项说法错误的有

A. 老年人如患有骨质疏松,可用可的松类药

B. 老年人输注生理盐水,每天不得超过1000mL

C. 输葡萄糖注射液要警惕老人有无糖尿病,如有糖尿病应加适量胰岛素及钠盐

D. 男性老年人如患有前列腺肥大,应注意应用抗胆碱药物,以免引起尿潴留

E. 要切记老年人的各种功能减退,要特别注意合理选择药物

116. 头孢菌素类过敏者,针对革兰阳性菌可用

A. 氨曲南

B. 万古霉素

C. 去甲万古霉素

D. 克林霉素

E. 氨基糖苷类

117. 制定抗肿瘤个体化药物治疗方案时,应遵循的原则有

A. 选择肿瘤敏感药物

B. 联合应用毒副作用不同的药物

C. 为避免药物不良反应发生,尽量单一用药

D. 联合应用时相特异性和非特异性药物

E. 考虑到患者的个体差异

118. 乙型肝炎病毒表面抗原 HBsAg 的临床意义有

A. 是一种特异性血清标记物,可维持数周至数年,甚至终生

B. 异常者提示慢性或迁延性乙型肝炎活动期

C. 异常者提示与乙型肝炎病毒表面抗原感染有关的肝硬化或原发性肝癌

D. HBsAg 尚未转阴,肝功能已恢复正常为慢性 HBsAg 携带者

E. 所谓 HBsAg 携带者,即 HBsAg 阳性持续 6 个月以上而患者既无乙肝症状,也无谷丙转氨酶(GPT)异常

119. 患儿,男,4 岁。因高热、皮疹就诊,体温 39.1℃,诊断为水痘,经物理降温无效,适宜选用的退热药有

A. 阿司匹林泡腾片

B. 布洛芬混悬液

C. 安乃近片

D. 尼美舒利颗粒

E. 对乙酰氨基酚滴剂

120. 以下有关(伪)麻黄素治疗鼻黏膜肿胀的注意事项中,正确的有

A. 连续用于滴鼻不宜超过 7 日

B. 连续口服给药一般不超过 3 日

C. 滴鼻应采用间断(4~6 小时)给药

D. 禁用于鼻腔干燥和萎缩性鼻炎患者

E. 滴鼻的药液过浓或滴入次数过多可导致反应性充血等

试卷标识码:

执业药师资格考试

药学综合知识与技能

押题秘卷（四）

考生姓名：________________

准考证号：________________

工作单位：________________

一、最佳选择题

答题说明

共40题,每题1分。每题的备选项中,只有1个最符合题意。

1. 对从事药学服务药师的“职业道德”要求中,基本准则是

A. 尊重患者隐私
B. 遵循社会伦理规范
C. 有良好的人文道德素养
D. 尽力为患者提供专业、真实、准确的信息
E. 对药品质量负责、保证人民用药安全有效

2. 以下所列处方书写的各项要求中,最正确的是

A. 每张处方不得超过5种药品
B. 每张处方不得合开中西药品
C. 每张处方不得超过3日用药量
D. 处方中不得使用药品缩写名称
E. 每张处方不得限于一名患者用药

3. 药师在调配处方时,对需要特殊保存条件(如2~10℃)的药品应该

A. 分别包装
B. 分别发放
C. 加贴标签
D. 加贴醒目标签
E. 采用特别包装

4. 以下有关处方具有法律性的叙述中,最正确的是

A. 药师只具有调配处方权
B. 医师只具有开具处方权
C. 因处方造成医疗事故,医师应负有法律责任
D. 因处方造成医疗差错,药师应负有法律责任
E. 因处方造成医疗差错,医师、药师分别负有相应的法律责任

5. 下列情况应当判定为“不规范处方”的不包括

A. 医师未按照抗菌药物临床应用管理规定开具抗菌药物处方
B. 中药饮片处方药物未按照“君、臣、佐、使”的顺序排列
C. 慢性病、老年病或特殊情况下需要适当延长处方用量未注明理由
D. 无正当理由不首选国家基本药物
E. 开具麻醉药品、精神药品、医疗用毒性药品、放射性药品等特殊管理药品处方未执行国家有关规定

6. 经消化道中毒患者,采用洗胃排毒时,每次洗胃液的适宜用量是

A. 100mL
B. 300~400mL
C. 500~800mL
D. 1000mL
E. 1500mL

7. 患者,男,45岁。既往有骨性关节炎病史。可促进软骨细胞外基质合成,降低炎症反应,调节软骨细胞代谢;适用于早、中期患者药物的是

A. 糖皮质激素
B. 医用几丁糖
C. 透明质酸钠
D. 生长因子
E. 富血小板血浆

8. 患者,男,50岁。因骨性关节炎就诊。经NSAIDs治疗无效,可选用的镇痛药是

A. 曲马多
B. 米索前列醇
C. 吗啡
D. 氨基葡萄糖
E. 柳氮磺吡啶

9. 患者,男,70岁。近期发现骨痛、疲乏、驼背。临床诊断为老年性骨质疏松症。该患者不宜选用的药物是

A. 降钙素
B. 维生素D
C. 阿仑膦酸钠
D. 碳酸钙
E. 雷洛昔芬

10. 以下临床用药事例中,由于药物相互作用影响药物分布的是

A. 抗酸药合用四环素类
B. 磺胺类药与青霉素合用
C. 阿司匹林合用磺酰脲类降糖药
D. 同服甲氧氯普胺或丙胺太林
E. 苯巴比妥或西咪替丁合用普伐他汀

11. 我国药品不良反应报告原则是

A. 发现即报,报告者只报告严重、罕见或新发不良反应
B. 发现即报,报告者不需要待因果关系肯定后再作呈报
C. 可疑即报,报告者需要待因果关系初步肯定后再作呈报

D. 发现即报,报告者需要待因果关系初步肯定后再作呈报
E. 可疑即报,报告者不需要待因果关系肯定后再作呈报

12. 下列药物中与脂肪组织亲和力大,分布容积随年龄增长而增加,易造成老年人从体内消除缓慢而中毒的是
A. 法莫替丁
B. 阿司匹林
C. 地高辛
D. 地西泮
E. 乙醇

13. 患者,女,35 岁。在不知怀孕的情况下服用诺氟沙星胶囊。经询问,获知其服药时间距末次月经时间是 20 天。该用药行为对胎儿可能造成的影响是
A. 骨骼发育异常
B. 流产或发育成正常胚胎
C. 牙齿色素沉着
D. 腭裂
E. 耳聋

14. 以下有关肝功能不全病人用药原则的叙述中,不正确的是
A. 明确诊断,合理选药
B. 静脉给药可不调整剂量
C. 定期监测肝功能,及时调整治疗方案
D. 避免或减少使用对肝脏毒性大的药物
E. 肝功能不全而肾功能正常的患者可选用对肝毒性小并且从肾脏排泄的药物

15. 以下便常规细胞镜检结果,能提示患者大量或长期应用广谱抗生素的是
A. 发现真菌
B. 发现红细胞
C. 发现上皮细胞
D. 白细胞增多
E. 吞噬细胞增多

16. 患者,女,62 岁。患有 2 型糖尿病,平时未规律监测血糖,今日来院复诊,欲了解近 3 个月内的血糖总体控制情况,应检测的生化指标是
A. 血红蛋白
B. 糖化血红蛋白
C. 空腹血糖
D. 餐后 2 小时血糖
E. 总胆固醇

17. 下列食物中可维持骨骼和牙齿的需求的是
A. 肉类
B. 豆类
C. 奶类
D. 蛋类
E. 家禽

18. 患者,女,52 岁。肝区疼痛,消化道症状,乏力、消瘦,发热,确诊为肝癌 2 年,给予药物控制,具有明显肝损害的抗肿瘤药物是
A. 阿糖胞苷
B. 米托蒽醌
C. 甲氨蝶呤
D. 伊立替康
E. 长春新碱

19. 患者,女,58 岁。乳腺癌晚期,癌细胞转移至全身各器官,剧烈疼痛,给予吗啡止痛。吗啡为
A. 第一阶梯轻度止痛药物
B. 第二阶梯中度止痛药物
C. 第三阶梯重度止痛药物
D. 急性疼痛用药
E. 慢性疼痛用药

20. 属于保肝降酶类的药物是
A. 甘草酸制剂
B. 维生素 C
C. 多烯酸磷脂酰胆碱
D. 葡醛内酯
E. 谷胱甘肽

21. 患者,女,34 岁。血清 HBsAg 阳性、HBeAg 阴性、抗 - HBe 阳性或阴性,HBV DNA 低于检测下限,1 年内连续随访 3 次以上,每次至少间隔 3 个月,ALT 和 AST 均在正常范围。属于
A. 慢性 HBV 携带者
B. HBeAg 阳性乙肝
C. HBeAg 阴性乙肝
D. 非活动性 HBsAg 携带者
E. 隐匿性乙肝

22. 育龄期妇女癫痫可酌情选用的药物是
A. 丙戊酸钠
B. 奥卡西平
C. 乙琥胺
D. 托吡酯
E. 苯巴比妥

23. 下列药物中,可以增加缺血性脑卒中发作风险的药物是
A. 口服避孕药
B. 叶酸
C. 阿司匹林
D. 银杏叶制剂

E. 非洛地平

24. 患儿,5 岁。诊断为缺铁性贫血,血红蛋白为75g/L。下列症状描述正确的是

A. 舌面呈“牛肉样舌”

B. 记忆力减退

C. 肢体麻木

D. 黏膜出血

E. 乏力、困倦、心悸

25. 患者,女。实验室检查:血红蛋白 95g/L,临床诊断为缺铁性贫血,处方口服硫酸亚铁片。下列向患者交代的用药注意事项错误的是

A. 不宜与钙剂同时服用

B. 宜空腹服用

C. 宜同时补充维生素 C

D. 不宜同时进食牛奶和蛋类

E. 避免合并应用抑酸药

26. 对胃肠道有双向调节作用的药物是

A. 洛哌丁胺

B. 雷莫司琼

C. 曲美布汀

D. 利福昔明

E. 奥替溴铵

27. 患者,男,45 岁。诊断为急性支气管炎。吸烟史 10 年,症见咳嗽,咳痰,痰液呈白色,伴全身不适、呼吸困难。若该患者出现喘息的症状,宜选用

A. 厄多司坦胶囊

B. 羧甲司坦片

C. 苯海拉明片

D. 沙丁胺醇气雾剂

E. 喷托维林片

28. 患者,女,28 岁。住院 48 小时后,体温最高达 39℃,经实验室和胸片检查,临床诊断为医院获得性肺炎,无其他基础疾病。可首选的抗菌药物是

A. 头孢拉定

B. 阿莫西林

C. 氨苄西林

D. 头孢唑林

E. 头孢克洛

29. 下列关于 COPD 治疗药物糖皮质激素的规范应用,说法错误的是

A. 吸入型糖皮质激素充分发挥作用需连续和规律吸入 3 ~7 天以上

B. 稳定期主张应用口服激素

C. 长期接受吸入型糖皮质激素治疗的患儿应定期监测身高

D. 如发生感染,应用抗菌药物前须进行药物敏感试验

E. 反复加重的 COPD 患者宜合并应用肾上腺素能 β_2 受体激动剂

30. 患者,女,75 岁。以“头痛、头晕、心悸”就诊。体检:血压 165/85mmHg,心率 110 次/分。无其他并发症状,诊断为老年单纯收缩期高血压。有关该患者的用药指导和教育,说法错误的是

A. 在 4 ~ 12 周内将血压降至小于 150/90mmHg,如能耐受则可调整降压目标至小于 140/90mmHg

B. 初始治疗应采用较小的有效剂量

C. 优先选择琥珀酸美托洛尔治疗

D. 优先选择硝苯地平控释片治疗

E. 单一药物治疗无效时,可考虑联合依那普利和氢氯噻嗪

31. 对高血压合并糖尿病伴有微量白蛋白尿的患者,首选的降压药是

A. β 受体阻滞剂

B. α 受体阻滞剂

C. ACEI

D. 噻嗪类利尿剂

E. 钙通道阻滞剂

32. 患者,男,72 岁。高血压病 3 年,血压 165/95mmHg,伴 2 型糖尿病。首选降压药物是

A. 利尿剂

B. β 受体阻滞剂

C. ACEI 类

D. 硝苯地平

E. 利血平

33. 患者,男,50 岁。血压 170/95mmHg,伴有双侧肾动脉狭窄,单药治疗控制血压效果不佳,宜选用的联合用药方案是

A. 利尿剂 + ARB

B. β 受体阻滞剂 + ARB

C. 利尿剂 + CCB

D. α 受体阻滞剂 + ACEI

E. ACEI + CCB

34. 尤其适用于老年性高血压、单纯收缩期高血压,以及伴稳定型心绞痛、冠状动脉或颈动脉粥样硬化与周围血管病患者的降压药是

A. β 受体阻滞剂

B. α 受体阻滞剂

C. 血管紧张素转换酶抑制剂

D. 噻嗪类利尿剂

E. 二氢吡啶类钙通道阻滞剂

35. 患者,男,70 岁。2 周前因缺血性脑卒中入院治

疗,经积极治疗,病情显著缓解后出院,目前无其他伴随疾病,为进行心脑血管事件的二级预防,应首选的药物是

A. 肝素
B. 氯吡格雷
C. 阿司匹林
D. 利伐沙班
E. 噻氯匹定

36. 治疗咳嗽用药注意事项,叙述不正确的是

A. 对于干性咳嗽可单用镇咳药;对痰液较多者应以祛痰为主,镇咳药应与祛痰药合用,以利于痰液排出和加强镇咳效果
B. 对支气管哮喘时的咳嗽宜适当合用平喘药以缓解支气管痉挛,并辅助镇咳和祛痰药
C. 镇咳药连续口服1周,症状未缓解或消失可改用肾上腺皮质激素
D. 右美沙芬可引起嗜睡,驾车、高空作业或操作机器者宜谨慎用药;妊娠期妇女、严重高血压者、有精神病史者禁用
E. 青光眼、肺部淤血、心功能不全者及妊娠与哺乳期妇女应慎用喷托维林

37. 关于口腔溃疡药物治疗的说法,错误的是

A. 氯己定含漱液,每次15~20mL,一日2~3次,含漱
B. 复方甘菊利多卡因凝胶局部涂敷,一日3次,稍加按摩
C. 西地碘含片,一次6mg,一日4次,含服
D. 补充复合维生素B族和维生素C有利于促进溃疡面愈合
E. 进食前用0.5%~1%达克罗宁液涂于溃疡面上

38. 儿童退热的用药选择和单次用量正确的是

A. 对乙酰氨基酚25~50mg/kg
B. 对乙酰氨基酚10~15mg/kg
C. 阿司匹林30~60mg/kg
D. 布洛芬0.4~0.6g(12岁以上儿童)
E. 布洛芬20~30mg/kg(1~12岁儿童)

39. 使用抗过敏药治疗荨麻疹,拟进行变应原皮试的时间是在

A. 停用抗过敏药之后
B. 停用所用药物之后
C. 停用抗过敏药36~48小时后
D. 停用抗过敏药48~72小时后
E. 停用抗过敏药72~96小时后

40. 治疗蛔虫病药物伊维菌素的主要作用机制是

A. 神经肌肉阻滞作用
B. 麻痹虫体肌肉作用
C. 杀灭蛔虫及鞭虫的虫卵
D. 适用于多种线虫的混合感染
E. 破坏中枢神经系统突触传递过程

二、配伍选择题

答题说明

共50题,每题1分。题目分为若干组,每组题目对应同一组备选项,备选项可重复选用,也可不选用。每题只有1个备选项最符合题意。

[41~42]

A. 10%
B. 0.1%
C. 1%
D. 0.9%
E. 5%

41. 250mL注射液含有葡萄糖12.5g,其葡萄糖浓度是

42. 用10%氯化钠注射液9mL,加适量注射用水稀释成90mL的溶液,其氯化钠浓度是

[43~44]

A. 硫酸亚铁片
B. 头孢克洛片
C. 重组人促红细胞生成素注射液
D. 硫酸阿托品注射液
E. 降钙素鼻喷雾剂

43. 易受温度影响,需要在凉暗处贮存的药品是

44. 易受温度影响,不宜振摇的药品是

[45~47]

A. 氰化氢中毒
B. 瘦肉精中毒
C. 有机磷杀虫药中毒
D. 氟乙酰胺中毒
E. 香豆素类杀鼠药中毒

45. 患者,男,31岁。白天进食动物内脏后出现心悸、心动过速、多汗、肌肉震颤。遂急诊入院。口服或静滴艾司洛尔可用于解救

46. 患者,男,28岁。误食灭鼠药后立即恶心、呕吐,

之后出现鼻出血、齿龈出血及咯血。遂急诊入院。静滴维生素 K_1、大剂量维生素 C 可用于解救

47. 患者,男,26 岁。服用鼠肉后导致中毒,遂急诊入院。无水乙醇 5mL 溶解于 10% 葡萄糖注射液 100mL 中静滴可用于解救

[48 ~49]

A. 门冬胰岛素
B. 精蛋白锌胰岛素
C. 低精蛋白锌胰岛素
D. 普通胰岛素
E. 地特胰岛素

48. 患者,男,47 岁。2 型糖尿病病史,饮食不规律,近期因口服降糖药疗效不佳,欲改为三餐前即刻使用胰岛素或胰岛素类似物控制血糖,应选用的药物是
49. 患者,男,34 岁。因糖尿病酮症酸中毒入院,需静脉给予胰岛素或胰岛素类似物,应选用的药物是

[50 ~51]

A. 优先治疗原则
B. 受益原则
C. 个体化原则
D. 小剂量原则
E. 连续管理原则

50. 在安宁疗护阶段,主要是恰当对症治疗,而一些用于一级预防和对因治疗的药物可以停用,遵循的是
51. 共病老年患者需要建立用药清单,定期进行药物核查和药物重整,尤其当病情变化、转诊或住院时,遵循的是

[52 ~54]

A. 影响吸收
B. 影响分布
C. 影响代谢
D. 影响排泄
E. 影响治疗

52. 抗酸药及复方制剂含钙、镁、铝、铋等成分,与四环素类同服,可生成难溶性配位化合物,不利于吸收,降低抗菌效果,是属于
53. 阿司匹林、依他尼酸、水合氯醛具有较强的结合血浆蛋白能力,合用磺酰脲类降糖药、抗凝血药、抗肿瘤药,使后者游离型药物增多,血浆浓度增大,是属于
54. 如苯巴比妥、苯妥英钠、利福平等肝药酶诱导剂(酶促剂),由肝药酶(细胞色素 P450 酶系,CYP)代谢的药物与其合用则代谢加快,应增加剂量,是属于

[55 ~58]

A. 成为抢救病人毒物中毒解救团队中的一员
B. 使医师了解对新药系统评价的信息,为临床合理用药提供依据
C. 保证了治疗药物的安全有效,延长了患者的存活时间
D. 为药物经济学评价提供理论参数,为公正解决医患纠纷提供科学的论证指导
E. 增强公众健康意识,减少影响健康的危险因素

55. 药师向医师提供新药信息的目的是
56. 治疗药物监测的目的是
57. 药师向医师开展药品不良反应信息的咨询服务,有益于
58. 药师积极参与临床用药方案的设计,可以

[59 ~60]

A. 阿奇霉素
B. 阿米卡星
C. 头孢他啶
D. 头孢唑林
E. 美罗培南

59. 患者,女,25 岁。两天前淋雨后开始发热,体温 39.0℃,咳嗽,咳铁锈色黏痰,化验结果提示白细胞计数及中性粒细胞比例升高,诊断为肺炎,经验性抗感染治疗时适宜选用的药物
60. 患者,女,76 岁。慢性阻塞性肺病病史 10 年,近一年来多次因急性加重入院,予以抗感染等治疗。近日因咳嗽咳痰加重再次入院,经验性抗感染治疗时适宜选用的药物是

[61 ~62]

A. 20mg
B. 80mg
C. 100mg
D. 300mg
E. 600mg

61. 非布司他的最高日剂量是
62. 别嘌醇的最高日剂量是

[63 ~64]

A. 米氮平

B. 阿米替林
C. 丁螺环酮
D. 文拉法辛
E. 艾司唑仑

63. 不良反应为血压轻度升高，性功能障碍的药物是
64. 不良反应为体重增加、食欲增加、头晕和疲乏的药物是

[65～66]
A. 索利那新
B. 米多君
C. 坦索罗辛
D. 度他雄胺
E. 哌仑西平

65. 患者，男，76岁。良性前列腺增生，采取药物治疗，可减轻前列腺张力和膀胱出口梗阻，达到减轻症状的药物是
66. 患者，男，55岁。因良性前列腺增生症住院治疗，给予5α还原酶抑制剂治疗，该类药有抑制前列腺内双氢睾酮水平，降低雄激素水平，提高最大尿流率作用。此类代表药是

[67～68]
A. 双歧杆菌三联活菌
B. 阿洛司琼
C. 昂丹司琼
D. 双歧杆菌四联活菌
E. 聚乙二醇4000

67. 可显著改善IBS患者腹痛、腹泻症状，但可导致缺血性肠炎等严重不良反应的药物是
68. 可改善IBS患者胃肠胀气和腹泻，但对腹痛无效的药物是

[69～70]
A. 可发生狂躁
B. 呼吸减慢、变浅不规则，或呈潮式呼吸
C. 可见心律失常、心脏骤停
D. 昏迷、血压降低、呼吸抑制、心动缓慢和晕厥
E. 头胀、眩晕、头痛、语言迟钝、动作不协调、嗜睡、感觉障碍

69. 巴比妥类轻度中毒时出现的中枢神经系统症状为
70. 巴比妥类重度中毒时出现的中枢神经系统症状为

[71～73]
A. 异丙托溴铵气雾剂
B. 孟鲁司特钠咀嚼片
C. 茶碱片
D. 沙丁胺醇气雾剂
E. 布地奈德吸入剂

71. 适用于阿司匹林哮喘伴过敏性鼻炎的预防和维护治疗的药物是
72. 与环丙沙星有相互作用，合并使用时应进行血药浓度监测的药物是
73. 迅速缓解喘憋症状应首选

[74～75]
A. 氨茶碱
B. 孟鲁司特
C. 噻托溴铵
D. 沙丁胺醇
E. 丙酸氟替卡松

74. 联合应用时，建议进行血药浓度监测的药物是
75. 从接受口服治疗转为应用吸入治疗，须定期监测患者肾上腺皮质功能的药物是

[76～79]
A. 单孕激素补充治疗
B. 单雌激素补充治疗
C. 雌孕激素间隔用药
D. 雌孕激素连续联合用药
E. 雌孕激素序贯用药

患者，女，43岁。绝经1年，潮热、出汗、心悸半年。临床诊断为绝经综合征。医生给予绝经激素治疗(MHT)。MHT具体治疗方案。
76. 适用于已切除子宫的妇女的是
77. 适用于绝经过渡期的妇女的是
78. 适用于有完整子宫、围绝经期或绝经后期仍希望有月经样出血的妇女的是
79. 适用于有完整子宫、绝经后期不希望有月经样出血的妇女的是

[80～81]
A. 普罗帕酮
B. 胺碘酮
C. 依布利特
D. 索他洛尔
E. 维拉帕米

80. 对伴有明显左心室肥大、心力衰竭、冠心病的房颤患者，首选的维持窦律药物是
81. 对合并哮喘、心力衰竭、肾功能不全或Q－T间期延长的患者应避免使用的药物是

[82~84]
A. 右美沙芬
B. 氨溴索
C. 苯丙哌林
D. 喷托维林
E. 可待因
82. **呼吸道有大量痰液者宜选用**
83. **咳嗽较弱者宜选用**
84. **用于剧咳的非处方药宜首选**

[85~86]
A. 100mg/d
B. 150mg/d
C. 200mg/d
D. 250mg/d
E. 300mg/d
85. **系统治疗中,伊曲康唑一般建议成人服用**
86. **系统治疗中,特比萘芬一般建议成人服用**

[87~88]
A. 雌激素
B. 口服异维A酸
C. 维胺酯
D. 多西环素
E. 糖皮质激素
87. **重度炎症性痤疮的早期,宜选用**
88. **女性痤疮患者伴月经前期明显加重的痤疮,宜选用**

[89~90]
A. 尿潴留
B. 低血压
C. 眼压增高
D. 胰腺炎
E. 血管性水肿
89. **前列腺增生症老年患者服用抗过敏药物后,可能引起的不良反应是**
90. **闭角型青光眼患者服用抗过敏药物后,可能引起的不良反应是**

三、综合分析选择题

答题说明

共20题,每题1分。题目分为若干组,每组题目基于同一个临床情景、病例、实例或者案例的背景信息逐题展开。每题的备选项中,只有1个最符合题意。

[91~93]

用药咨询是药师应用所掌握的药学知识和药品信息,承接公众对药物治疗与合理用药的咨询服务,对临床合理用药具有关键性作用。根据药物咨询对象的不同,可以将其分为患者、医师、护士和公众的用药咨询。

91. **下列药师所承接的用药咨询内容中,多由患者提出的是**
A. 输液药物的稳定性
B. 新药信息
C. 药品适应证
D. 治疗药物监测
E. 注射剂配制溶媒、浓度
92. **下述药师所承接的用药咨询内容中,多由医师提出的是**
A. 合理用药信息
B. 注射剂配制溶媒、浓度
C. 服药后预计起效时间及维持时间
D. 首次剂量、维持剂量及用药间隔
E. 药物不良反应与药物相互作用
93. **药师在接受护士用药咨询时,应重点关注的内容是**
A. 药品经济学知识
B. 药物制剂的等效性
C. 药品的生产厂商和批号
D. 注射剂的配制和滴注速度等
E. 治疗方案和药品选择

[94~97]

患者,男,77岁。退休干部,患腰腿痛数年,近日加重,经本市中心医院检查,诊断为严重的骨质疏松症,后经医院采用注射密钙息、口服帮特灵等治疗,症状略微好转。

94. **以下有关老年性骨质疏松症特点的叙述中,不正确的是**
A. 甲状旁腺激素减少
B. 主要诱发因素是增龄衰老
C. 1α,25-双羟骨化醇原发性减少
D. 易骨折处一般在椎体、股骨上段
E. 丢失骨质的骨种类以松质骨、皮质骨为主
95. **雌激素受体调节剂治疗骨质疏松的注意事项是**
A. 绝经期后2年以上的妇女方可应用

B. 定期监测血浆钙水平
C. 同时补充钙制剂
D. 外周血中白细胞偏低者慎用
E. 妊娠期甲状腺功能亢进患者慎用

96. 治疗骨质疏松的药物中,属于促进骨矿化剂的是
A. 钙制剂、维生素
B. 双膦酸盐
C. 氟制剂
D. 激素替代剂
E. 雌激素受体调节剂

97. 骨质疏松症的治疗一般多采用联合用药,其药物不包括
A. 钙制剂
B. 维生素 D
C. 甲状旁腺素
D. 降钙素
E. 钙通道阻滞药

[98~99]

患者,男,58 岁。体检时 B 超显示肝部有肿块,血化验发现癌胚抗原升高,诊断为肝癌早期,后出现右肋胁部偶发间歇性钝痛。

98. 关于疼痛的处理措施,正确的是
A. 尽早使用吗啡、哌替啶、美沙酮等镇痛药物
B. 不需用药
C. 选用苯妥英钠、卡马西平
D. 可选用双氯芬酸、布洛芬、对乙酰氨基酚等药物
E. 使用氯丙嗪、氯氮平、氟哌啶醇

99. 患者肝区疼痛加重,发作时剧烈难忍,大汗淋漓,伴有消瘦、乏力,以及不明原因的发热、腹水、黄疸,提示病情已到肝癌晚期,可以选用的镇痛药物是
A. 哌替啶
B. 可待因
C. 苯妥英钠
D. 布洛芬
E. 氯丙嗪

[100~102]

随着社会的发展,生活的节奏越来越快,科技给我们带来便利的同时,也给我们的生活和工作增添了不少压力,焦虑、抑郁、失眠等病证的发生率随之上升。

100. 抑郁症患者的核心症状为
A. 思维迟缓
B. 心境低落
C. 认知功能损害
D. 意志活动减退
E. 睡眠障碍、乏力

101. 对于伴有睡眠障碍的抑郁症患者,适宜选用的抗抑郁药是
A. 地西泮
B. 雷美尔通
C. 米氮平
D. 佐匹克隆
E. 唑吡坦

102. 服用帕罗西汀等选择性 5-羟色胺再摄取抑制剂的患者,如果更换应用单胺氧化酶抑制剂,必须先停用
A. 35 天
B. 7 天
C. 28 天
D. 14 天
E. 21 天

[103~104]

患者,男,65 岁。进行性排尿困难,前列腺明显增大,质地正常,残余尿 150mL,内脏功能正常,诊断为良性前列腺增生,并给予药物治疗。

103. 以下药物中具有抑制前列腺内双氢睾酮水平,缩小前列腺体积作用的是
A. 特拉唑嗪
B. 索利那新
C. 坦索罗辛
D. 多沙唑嗪
E. 度他雄胺

104. 使用上述药物的注意事项中说法错误的是
A. 长期应用该类药物可减少前列腺手术需求
B. 应用该类药物可减少急性尿潴留发生风险
C. 美国 FDA 推荐在开始应用该药物前,应评估患者有无其他泌尿系统疾病
D. 药物的不良反应包括性欲降低、勃起功能减退、射精障碍等
E. 严重胃肠动力障碍、重症肌无力患者禁用该类药物

[105~106]

患者,女,69 岁。体型偏胖,BMI 30.1,主诉夜间咳嗽、咽部有异物感,平躺时常有反酸、烧心、胸痛伴背痛,自用止咳糖浆无效。查体:咽红,听诊双肺未闻及干湿性啰音,偶有哮鸣音。既往史:高血

压病史 12 年,服用氨氯地平片 5mg,qd,血压控制在 140/85mmHg 左右,高脂血症 10 年,服用阿托伐他汀钙片 20mg,qd。

105. 该患者最可能的临床诊断是
A. 支气管哮喘
B. 胃溃疡
C. 心绞痛
D. 胃食管反流病
E. 幽门梗阻

106. 针对该患者的现有症状,应选用的药物是
A. 布地奈德吸入剂
B. 单硝酸异山梨酯缓释片
C. 奥美拉唑肠溶胶囊
D. 多潘立酮片
E. 东莨菪碱片

[107~108]

患者,女,56 岁。既往有高血压、高脂血症病史,长期服用依那普利片、阿托伐他汀钙片。现因上腹痛 2 周,伴黑便数日就诊。患者自诉 3 周前因膝关节痛,服用布洛芬,疼痛未缓解,自行加用萘普生。胃镜检查:胃窦小弯侧有一约 7mm 溃疡,幽门螺杆菌(HP)阳性。肾功能未见异常。

107. 该患者根除 HP 的推荐用药方案是
A. 埃索美拉唑(艾司奥美拉唑)+阿莫西林+克拉霉素
B. 埃索美拉唑(艾司奥美拉唑)+枸橼酸铋钾+阿莫西林+甲硝唑
C. 埃索美拉唑(艾司奥美拉唑)+枸橼酸铋钾+阿莫西林+克拉霉素
D. 埃索美拉唑(艾司奥美拉唑)+枸橼酸铋钾+克拉霉素+左氧氟沙星
E. 埃索美拉唑(艾司奥美拉唑)+枸橼酸铋钾+克拉霉素+甲硝唑

108. 该患者可能选用的 HP 根除药物中,应餐前服用的是
A. 埃索美拉唑(艾司奥美拉唑)、克拉霉素
B. 埃索美拉唑(艾司奥美拉唑)、枸橼酸铋钾
C. 阿莫西林、克拉霉素
D. 枸橼酸铋钾、左氧氟沙星
E. 克拉霉素、甲硝唑

[109~110]

患者,女,26 岁。诊断为痛经,症见下腹部阵发性绞痛,伴腹泻和头晕。

109. 治疗首选的药物为
A. 非甾体抗炎药
B. 糖皮质激素
C. 避孕药
D. 解热镇痛药
E. 黄体酮制剂

110. 除哪项外,均不推荐使用非甾体抗炎药
A. 高血压患者
B. 有活动性消化道溃疡或出血的患者
C. 糖尿病患者
D. 曾有阿司匹林过敏反应的患者
E. 哮喘患者

四、多项选择题

答题说明

共 10 题,每题 1 分。每题的备选项中,有 2 个或 2 个以上符合题意,错选、少选均不得分。

111. 三级信息的优点有
A. 内容广泛,使用方便
B. 内容准确,没有偏倚
C. 内容更新快速而准确
D. 对一个具体问题提供的信息简明扼要
E. 有的还提供疾病与药物治疗的基础知识

112. 下列关于麻醉药品和精神药品管理的说法,正确的有
A. 药库及各调剂部门贮存麻醉药品、第一类精神药品必须使用专用保险柜,专人负责
B. 调剂部门应指定符合资质的药学专业技术人员管理麻醉药品、第一类精神药品,做到"日清日结"
C. 采购第二类精神药品,应从药品监督管理部门批准的具有第二类精神药品经营资质企业购买
D. 根据临床用药需求制定采购计划,购入药品双人验收
E. 第二类精神药品零售企业必须按规定剂量凭加盖医疗机构公章的处方销售

113. 关于双膦酸盐的使用,正确的为
A. 应于早晨空腹给药

B. 服药时保持上身直立的坐位或站位
C. 服用后30分钟内不宜进食和卧床
D. 服用后30分钟内不宜饮牛奶、咖啡、茶、矿泉水、果汁和含钙饮料
E. 为避免对食管和胃的刺激,建议用足量水送服

114. 患者,女,30岁。5个月前顺产一女婴,坚持母乳喂养。向药师咨询哺乳期安全用药问题。药师的下列建议中,正确的有
A. 哺乳期用药应综合考虑药物对母亲和婴儿的影响,权衡利弊
B. 哺乳期应遵医嘱用药,不要随意停药或缩短疗程
C. 如果必须使用药物,应在哺乳后服药,并尽可能推迟下次哺乳时间
D. 停药5~6个半衰期后,在乳汁中的药物浓度很低
E. 哺乳期妇女避孕可选用口服避孕药

115. 有助于发现和防范用药错误的措施有
A. 建立并使用用药错误报告系统
B. 使用ADEs电子检测系统
C. 利用条码技术鉴别患者身份,监测用药过程
D. 患者在就诊时提供现用药和曾用药清单,供医师参考
E. 对用药错误责任人进行惩罚

116. 慢性疾病高血压的健康教育,正确的有
A. 定期监测血压
B. 戒烟限酒
C. 应低盐饮食
D. 定期评估靶器官损害程度
E. 避免情绪较大波动

117. 患者,男,58岁。进行性贫血、消瘦、乏力、黏液脓血便半年。查体:贫血貌,诊断为结肠癌,给予抗肿瘤药物治疗。引起的胃肠道不良反应可选的止吐药物主要有
A. 多巴胺受体阻滞剂
B. NK-1受体阻滞剂
C. 5-HT_3受体阻滞剂
D. 抗胆碱药
E. 皮质类固醇

118. 患者,男,65岁。因皮肤出现红斑而就诊医院。医生诊断为带状疱疹。关于带状疱疹,下列说法正确的为
A. 多发生于抵抗力低下的人群
B. 主要发生于面部或生殖器
C. 由人单纯疱疹病毒感染所致
D. 由水痘-带状疱疹病毒感染所致
E. 临床特征为沿神经分布的簇集性疱疹,伴显著神经痛

119. 出现下列情况,需考虑脑卒中的可能的有
A. 眩晕伴呕吐
B. 意识障碍或抽搐
C. 一侧面部麻木或口角歪斜
D. 说话不清或理解语言困难
E. 双眼向一侧凝视

120. 关于疼痛病证的用药注意事项与患者教育,下列说法正确的有
A. 无论何种疾病引起的疼痛,均须先找出病因,再进行相应治疗
B. 药物治疗以口服给药为主,尽量避免有创给药方式
C. 阿司匹林、对乙酰氨基酚、布洛芬对创伤性剧痛和内脏平滑肌痉挛引起的绞痛几乎无效
D. 双氯芬酸钠缓释片须整片吞服,用液体送下,不可分割或咀嚼
E. 为避免药物对胃肠道的刺激,解热镇痛药宜在餐后服用,或与食物同服,不宜空腹服用

试卷标识码:

执业药师资格考试

药学综合知识与技能

押题秘卷（五）

考生姓名：________________

准考证号：________________

工作单位：________________

一、最佳选择题

答题说明

共40题,每题1分。每题的备选项中,只有1个最符合题意。

1. 有关药学服务的叙述,正确的是

A. 药学服务的社会属性仅限服务于治疗性药物

B. 药学服务只涉及更高层次的临床实践,不包括处方调剂、药品检验、药品供应

C. 用药周期长的慢性病患者属于药学服务的重要人群

D. 药学服务涵盖了患者用药相关的全部需求,但不包括对公众的健康教育

E. 药学服务对象仅限于患者和广大公众,不包括对医师和护士在用药过程中咨询问题的指导

2. 氯化钾注射液的正确给药方法是

A. 直接静脉注射

B. 稀释后静脉注射

C. 直接肌内注射

D. 鞘内注射给药

E. 小壶冲入给药

3. 下列中药与化学药的联合应用,不存在重复用药的是

A. 新癀片 + 吲哚美辛胶囊

B. 曲克芦丁片 + 维生素C片

C. 脉君安片 + 氢氯噻嗪片

D. 消渴丸 + 格列本脲片

E. 珍菊降压片 + 氢氯噻嗪片

4. 下列有关"书写处方药品用量"的各项要求中,最正确的是

A. 按照药品说明书用量

B. 以阿拉伯数字书写药品剂量

C. 以罗马数字书写药品剂量

D. 书写药品用量必须使用统一单位

E. 超剂量用药不能超过药品说明书中的用量

5. 在处方用药适宜性审核时,应特别注意是否有潜在临床意义的药物相互作用和配伍禁忌。下列药物合用会有不良相互作用的是

A. 阿莫西林和克拉维酸钾

B. 头孢哌酮和舒巴坦

C. 苄丝肼和左旋多巴

D. 甲氧氯普胺和氯丙嗪

E. 亚胺培南和西司他丁钠

6. 患者,男,36岁。误食香豆素类杀鼠药,下列药物中为特效解毒剂的是

A. 乙酰胺

B. 阿托品

C. 维生素B_6

D. 维生素K_1

E. 碳酸氢钠

7. 下列关于甲状腺功能减退症用药注意事项与患者教育的说法,错误的是

A. 某些表现为抑郁、认知功能下降的患者,应常规筛查甲状腺功能

B. 左甲状腺素的使用可能会增强抗凝药作用

C. 治疗开始时剂量增加过快,可能出现甲状腺功能亢进症状

D. 妊娠期妇女可使用左甲状腺素联合丙硫氧嘧啶治疗甲状腺功能减退症

E. 长期甲状腺素替代治疗的患者,建议其每2~3个月监测1次TSH水平

8. 患者,女,56岁。空腹血糖7.8mmol/L,餐后血糖11.2 mmol/L,糖化血红蛋白6.7%。口服为二甲双胍治疗3个月后,查空腹血糖7.5mmol/L,餐后血糖12.2mmol/L,糖化血红蛋白7.0%。该患者经常出差,进食不规律,希望选择每日使用一次的降糖药。宜选用的药物是

A. 瑞格列奈片

B. 二甲双胍片

C. 格列美脲片

D. 阿卡波糖片

E. 预混人胰岛素30R注射液

9. 患者,女,60岁。口服格列美脲4年,新诊断为浸润型肺结核。糖尿病相关检查:空腹血糖11.2mmol/L,餐后血糖18.3mmol/L,糖化血红蛋白9.2%,胰岛素分泌不足。宜选用的糖尿病治疗方案是

A. 换用胰岛素治疗

B. 增加现用降糖药的剂量

C. 换用其他作用机制的口服降糖药

D. 增加一种口服降糖药

E. 联合使用双胍类、磺酰脲类和α葡萄糖苷酶

抑制剂

10. 下列药物中使用前无须皮试的是

A. 苄星青霉素注射剂

B. 抑肽酶注射剂

C. 抗狂犬病血清注射剂

D. 紫杉醇注射剂

E. 普鲁卡因注射剂

11. 下列关于肾功能不全患者给药方案调整的方法,错误的是

A. 肾功能不全者首选肝胆代谢和排泄的药物

B. 肾功能不全而肝功能正常者,可选用双通道(肝肾)消除的药物

C. 肾功能不全又必须使用明显肾毒性的药物时,可以延长给药间隔或减少给药剂量

D. 肾功能不全又必须使用明显肾毒性的药物时,可以同时服用碳酸氢钠来碱化尿液,以促进药物排泄,防止药源性疾病

E. 使用治疗窗窄的药物,应进行血药浓度监测,涉及个体化给药方案

12. 下列有关"非适应证用药"的叙述中,最恰当的是

A. 治疗感冒、咳嗽给予抗菌药

B. 二甲双胍用于非糖尿病患者减肥

C. 应用两种或两种以上一药多名的药物

D. 对单一抗菌药已能控制的感染应用2~3种抗菌药

E. 在不了解抗菌药物的药动学参数等信息情况下用药

13. 患者,男,62岁。无吸烟饮酒史,患高血压、高脂血症数年,未治疗。半年前就诊,查肝肾功能正常,按医嘱服用阿托伐他汀、氨氯地平。服药一个月后复查肝功能结果显示AST 145U/L,ALT 134U/L,排除了其他疾病因素后,停用阿托伐他汀,肝功能逐步恢复正常。一个月后,改用普伐他汀,再次出现肝功能异常。肝功能异常的不良反应与他汀类药物之间的因果关系应评价为

A. 很可能

B. 肯定

C. 可能

D. 可能无关

E. 待评价

14. 关于嗜碱性粒细胞说法不正确的是

A. 无吞噬功能

B. 颗粒中有许多生物活性物质,其中主要为肝素、组胺、慢反应物质、血小板激活因子等

C. 在免疫反应中与IgG具有较强的结合力

D. 结合了IgG的碱性粒细胞再次接触相应的过敏原时,发生抗原抗体反应,细胞发生脱颗粒现象

E. 速发性过敏反应,如荨麻疹、过敏性休克,可使嗜碱性粒细胞增多

15. 以下所列医学检查项目中,主要用于诊断急性胰腺炎的是

A. 淀粉酶无变化

B. 淀粉酶增高

C. 淀粉酶减少

D. 便隐血阳性

E. 粪胆原阳性

16. 若尿液中出现葡萄糖,说法不正确的是

A. 血糖水平过高

B. 肾小球滤过葡萄糖速度过快

C. 近端肾小管重吸收葡萄糖过慢

D. 肾小球滤过葡萄糖量超过肾小管重吸收的最大能力

E. 泌尿系统感染(膀胱炎、尿道炎)

17. 下列关于药师在向患者提供咨询服务时,需要特别关注问题的表述,错误的是

A. 向老年人进行解释时语速宜慢,还可以适当多用文字、图片以方便他们理解和记忆

B. 对于女性患者,还要注意问询是否已经妊娠或有无准备怀孕的打算、是否正在哺乳

C. 对于一般患者的咨询,应采用带数字的医学专业术语来表示

D. 对第一次用药的患者尽量提供书面材料

E. 对于患者咨询的问题,能够当场给予解答的就当场解答,不能当场答复的,或者不十分清楚的问题,不要冒失地回答

18. 某药品的有效期到2020年9月1日,即在该药品说明书中规范的标注是

A. 有效期至2020年9月

B. 有效期至2020年9月2日

C. 有效期至2020年8月31日

D. 有效期至01日09月2020年

E. 有效期至2020年09月01日

19. 用药时宜限制饮水的药物是

A. 胶体果胶铋胶囊

B. 环丙沙星片

C. 利托那韦片

D. 苯溴马隆胶囊

E. 阿仑膦酸钠片

20. 患者,男,50 岁。临床诊断为焦虑症,给予氟西汀 20mg qd 治疗。对该患者用药教育的说法错误的是

A. 不得随意自行调整氟西汀剂量

B. 氟西汀应于睡前服用

C. 不能突然停止服用氟西汀

D. 服用氟西汀期间不能饮酒

E. 氟西汀可能引起性功能障碍

21. 患者,女,29 岁。孕 25^{+6} 周,近日出现乏力、困倦、食欲不振、恶心等症状,化验结果为 Hb 71g/L,诊断为缺铁性贫血,予以蔗糖铁治疗。该药适宜的给药方式是

A. 口服,每次 5mL,一日 3 次

B. 先静脉注射负荷剂量,再静脉滴注余下剂量

C. 快速静脉注射

D. 先少量缓慢静滴,观察无过敏反应后再继续静脉滴注余下剂量

E. 恒速静脉滴注

22. 阿尔兹海默病患者应该避免使用的药物是

A. 美金刚

B. 卡巴拉汀

C. 颠茄

D. 多奈哌齐

E. 加兰他敏

23. 患者因抑郁症应用文拉法辛(75mg,bid)治疗,用药 7 天后,感觉无明显改善,前来向药师咨询。下列药师用药指导意见中正确的是

A. 药物剂量太小,应加大剂量

B. 此药疗效差,建议换用氟西汀

C. 此药疗效差,建议换用丙米嗪

D. 单一用药无效,建议联合使用氯米帕明

E. 抗抑郁药多数需要至少 2 周才会有显著的情绪改善,建议继续服药

24. 为减少共济失调、幻觉及“宿醉现象”,老年失眠患者宜选用的药物是

A. 苯巴比妥

B. 劳拉西泮

C. 佐匹克隆

D. 水合氯醛

E. 地西泮

25. 应用左旋多巴治疗的 PD 患者,下列应限制摄入的食物是

A. 菠菜

B. 草莓

C. 牛肉

D. 苹果

E. 咖啡

26. 患儿,男,9 岁。入院诊断为急性淋巴细胞白血病,临床计划鞘内注射药物预防中枢神经白血病,宜选用的药物是

A. 亚叶酸钙

B. 维生素 B_6

C. 甲氨蝶呤

D. 长春新碱

E. 地塞米松

27. 一位巨幼细胞贫血患儿肌内注射维生素 B_{12} (0.5mg/mL),一次适宜剂量为 25 ~ 50μg,应抽取的药液是

A. 0.025 ~ 0.05mL

B. 0.05 ~ 0.10mL

C. 0.10 ~ 0.20mL

D. 0.15 ~ 0.30mL

E. 0.20 ~ 0.40mL

28. 匹维溴铵的作用机制为

A. M 受体阻滞剂

B. β 受体阻滞剂

C. M 受体激动剂

D. 钙通道阻滞剂

E. 抑制肝脏胆固醇的合成

29. 患者,男,45 岁。诊断为急性支气管炎。吸烟史 10 年,症见咳嗽,咳痰,痰液呈白色,伴全身不适、呼吸困难。治疗若选用右美沙芬片,其用法用量正确的是

A. 每次 20mg 口服,3 次/日

B. 每次 30mg 口服,3 次/日

C. 每次 20 ~ 40mg 口服,3 ~ 4 次/日

D. 每次 25mg 口服,3 ~ 4 次/日

E. 每次 30mg 口服,每 6 ~ 8 小时 1 次

30. 目前控制哮喘最有效的药物是

A. 糖皮质激素

B. 沙丁胺醇

C. 孟鲁司特

D. 氨茶碱

E. 异丙托溴铵

31. 患者,男,28 岁。2 天前淋雨后出现发热,体温最高达 39℃,经实验室和胸片检查,临床诊断为社区获得性肺炎,无其他基础疾病。可首选的抗菌

药物是

A. 头孢拉定

B. 阿米卡星

C. 亚胺培南-西司他丁

D. 头孢哌酮-舒巴坦

E. 甲硝唑

32. 患者,女,44岁。半年前诊断为支气管哮喘,间断口服沙丁胺醇4mg,tid治疗。未规律用药治疗。近日,因秋冬季节交替,出现明显喘憋,话不成句,被紧急送往医院。该患者支气管哮喘长期维持治疗宜选用的药物是

A. 沙丁胺醇片

B. 福莫特罗干粉吸入剂

C. 沙丁胺醇气雾剂

D. 布地奈德-福莫特罗干粉吸入剂

E. 茶碱片

33. 下列哪项不属于激素避孕的作用机制

A. 抑制排卵

B. 改变宫颈黏液的理化特性

C. 改变子宫内膜形态与功能

D. 子宫兴奋和宫颈软化

E. 影响输卵管的功能

34. 使用HMG-CoA还原酶抑制剂(他汀类)治疗高血脂宜慎重,说法不正确的是

A. 治疗初始宜从小量起,并将肌病的危险性告之患者,关注、及时报告所发生的肌痛、触痛或肌无力

B. 对有急性严重症状提示为肌病者(CPK水平高于上限10倍并出现肌痛症者),或有横纹肌炎继发肾衰的危险因素(如严重急性感染、大手术、创伤、严重的代谢内分泌和电解质紊乱、癫痫)应及时停用

C. 治疗3个月内可能导致急性胰腺炎,此时应停用

D. 在治疗剂量下,合用环孢素、伊曲康唑、酮康唑、大环内酯类抗生素、HIV蛋白酶抑制剂、抗抑郁药(明显抑制细胞色素P450的同工酶3A4)等,显著增高其血浆水平

E. 宜与吉非贝齐、烟酸合用

35. 在洋地黄引起房室传导阻滞时,下列哪项处理不妥当

A. 维持对原有疾病的治疗

B. 停用洋地黄

C. 禁止使用普奈洛尔、维拉帕米等

D. 氯化钾静脉点滴

E. 必要时可以使用阿托品

36. 患者,女,59岁。1个月前患胃溃疡,近日查体发现血脂异常,化验结果:TC 7.2mmol/L,TG 1.7mmol/L,LDL-C 4.3mmol /L,ALT 56 U/L,AST 80U/L。该患者首选的调脂药是

A. 非诺贝特片

B. 阿托伐他汀钙片

C. 普罗布考片

D. 阿昔莫司胶囊

E. 烟酸缓释胶囊

37. 缺血性脑卒中的二级预防用药中,不包括

A. 依达拉奉

B. 阿司匹林

C. 阿托伐他汀

D. 缬沙坦

E. 氯吡格雷

38. 患者,男,66岁。患高血压10年,吸烟史30年,一天前出现胸骨后压榨性疼痛,休息后缓解。心电图显示ST段压低,心肌缺血。BP 160/89mmHg,心率92次/分,患者即将接受的下列治疗方案中用法用量错误的是

A. 硝酸异山梨酯片10mg,tid

B. 阿司匹林肠溶片100mg,qd

C. 美托洛尔缓释片47.5mg,qd

D. 地尔硫䓬片20mg,qd

E. 雷米普利片10mg,qd

39. 患者,男,78岁。实施右侧髋关节置换术,术后第10日,患侧下肢出现肿胀、疼痛,诊断为深静脉血栓形成。该患者应选用的药物是

A. 阿司匹林

B. 血凝酶

C. 氯吡格雷

D. 依诺肝素

E. 替格瑞洛

40. 解热镇痛药用于解热一般不超过3日,症状未缓解应及时就诊或向医师咨询的最主要原因是

A. 以免引起肝、肾脏损伤

B. 以免引起胃肠道的损伤

C. 发生皮疹、血管性水肿、哮喘等反应

D. 引起外周血管扩张、皮肤出汗,以致脱水

E. 退热属对症治疗,可能掩盖病情,影响疾病诊断

二、配伍选择题

答题说明

共50题,每题1分。题目分为若干组,每组题目对应同一组备选项,备选项可重复选用,也可不选用。每题只有1个备选项最符合题意。

[41~42]
A. 苯海索
B. 恩托卡朋
C. 多奈哌齐
D. 左旋多巴
E. 金刚烷胺

41. 患者,男,70岁。右手抖动和行走缓慢3个月,经神经科检查后诊断为帕金森病。既往前列腺肥大病史3年。不宜选用的治疗帕金森病药物是

42. 患者,男,60岁。呈典型的"面具脸""慌张步态"及"小字征"表现,出现静止性震颤和齿轮样肌强直,确诊为帕金森病,但患者同时患有精神疾病,不宜选用的治疗帕金森病药物是

[43~44]
A. 氯霉素
B. 新生霉素
C. 磺胺嘧啶
D. 葡萄糖
E. 苯巴比妥

43. 可使新生儿出现灰婴综合征的药物是

44. 可使葡萄糖-6-磷酸脱氢酶缺乏的新生儿出现溶血现象的药物是

[45~46]
A. CYP2B6
B. CYP1A2
C. CYP2C19
D. CYP2C9
E. CYP2D6

45. 伏立康唑体内代谢的主要肝药酶是

46. 可待因体内代谢的主要肝药酶是

[47~48]
A. 早晨服用
B. 餐后服用
C. 餐前服用
D. 睡前服用
E. 空腹服用

47. 为了避免夜间排尿次数过多影响休息,利尿剂呋塞米宜于

48. 为了减少胃黏膜刺激,非甾体类抗炎药吲哚美辛宜于

[49~52]
A. 达到药品识别、鉴别、跟踪、查证的目的
B. 注意尊重患者隐私
C. 对贵重药品、麻醉药品等分别登记账卡
D. 查用药合理性,对临床诊断
E. 便于药师、护士和患者进行核对

49. 调配处方的注意事项是

50. 四查十对的内容是

51. 单剂量配发药品

52. 药品编码

[53~54]
A. 糖皮质激素
B. 医用几丁糖
C. 透明质酸钠
D. 生长因子
E. 富血小板血浆

53. 患者,男,48岁。诊断骨性关节炎入院,给予口服药物治疗,治疗效果不显著。骨性关节炎口服药物治疗效果不显著,可联合关节腔内注射的药物是

54. 患者,男,50岁。因反复发作的关节疼痛就诊。X线表现:关节间隙狭窄、关节变形和半脱位。诊断为骨性关节炎。给予非甾体抗炎药治疗4~6周后,无疗效,且出现关节持续疼痛。对非甾体抗炎药治疗4~6周无效的严重骨性关节炎或不能耐受NSAIDs治疗、持续疼痛、炎症明显者,可在关节腔内注射的药物是

[55~56]
A. 甲氨蝶呤
B. 硫唑嘌呤
C. 羟氯喹

D. 柳氮磺吡啶

E. 环孢素

55. 可能引起牙龈增生的药物是

56. 可能引起肺间质病变的药物是

[57~59]

A. 干扰素 α

B. 谷胱甘肽

C. 复方甘草酸苷

D. 拉米夫定

E. 利巴韦林

57. 患者,女,18 岁。在一次体检中发现 HBsAg 阳性,无自觉症状,肝功能正常。次年 5 月,实验室检查示 ALT 异常,HBeAg 阳性。医生给予患者药物治疗。属于解毒保肝类的药物是

58. 患者,男,25 岁。ALT 反复升高 5 年。诊断为病毒性乙型肝炎。医生给予患者抗病毒治疗。属于核苷(酸)类抗病毒药物的是

59. 患者,男,44 岁。3 年前体检时发现 HBsAg 阳性。近 1 年 ALT 反复升高。诊断为病毒性乙型肝炎。医生给予患者药物治疗。属于保肝降酶类的药物是

[60~62]

A. 复方阿嗪米特肠溶片

B. 奥美拉唑肠溶胶囊

C. 蒙脱石散

D. 干酵母片

E. 诺氟沙星胶囊

60. 患者,男,60 岁。坏死性胰腺炎剖腹探查术术后 2 年,恢复良好。进食油炸食品后出现轻度腹泻。宜选用的药物是

61. 患者,女,45 岁。常有上腹部饱胀、恶心、食欲不振等消化不良症状。宜选用的药物

62. 患者,男,28 岁。外出进餐后出现腹泻,一日 6 次,水样便,无发热和腹痛症状。宜选用的药物是

[63~66]

A. 处方调剂

B. 治疗药物监测

C. 参与健康教育

D. 药物利用研究和评价

E. 药物不良反应监测和报告药学服务的具体工作

63. 确定药物利用指数是

64. 测定服用苯妥英钠的癫痫患者的血药浓度是

65. 与处方逐一核对药品名称、剂量、规格、数量和用法是

66. 通过咨询、讲座与提供科普教育材料宣传合理用药的基本知识是

[67~69]

A. 多柔比星

B. 吉西他滨

C. 甲氨蝶呤

D. 他莫昔芬

E. 奥沙利铂

患者,男,60 岁。诊断乙型肝炎后肝硬化 10 年,半年来明显消瘦,肝区持续钝痛,已确诊为肝癌,给予抗肿瘤药物后出现呕吐。

67. 属于高致吐性的抗肿瘤药物是

68. 属于中致吐性的抗肿瘤药物是

69. 属于低致吐性的抗肿瘤药物是

[70~71]

A. 头孢噻肟

B. 青霉素

C. β-内酰胺类+大环内酯类

D. 阿莫西林

E. 氨苄西林

70. 对于门诊轻症 CAP 患者

71. 对于需要入住重症监护室的重症 CAP 患者

[72~73]

A. 多索茶碱注射液

B. 布地奈德混悬液

C. 孟鲁司特钠咀嚼片

D. 沙丁胺醇气雾剂

E. 异丙托溴铵气雾剂

患者,男,48 岁。患有青光眼 3 年,近日因支气管哮喘急性发作,给予舒张支气管、抗炎等治疗。

72. 该患者应慎用的药物是

73. 应告知该患者用药后需漱口的药物是

[74~76]

A. 雌、孕激素周期序贯治疗

B. 孕酮类衍生物

C. 周期性使用孕激素

D. 短效 COC
E. 糖皮质激素

74. 青春期、围绝经期多囊卵巢综合征(PCOS)女性的首选治疗是
75. 育龄期无生育要求的 PCOS 女性的首选治疗是
76. 对伴有低雌激素症状的青春期、围绝经期 PCOS 女性可作为首选治疗的是

[77~78]
A. 普通肝素
B. 达比加群酯
C. 利伐沙班
D. 华法林
E. 低分子肝素

77. 临床用于预防成人非瓣膜病性房颤患者的卒中和全身性血栓栓塞的药物是
78. 已经被批准用于 DVT 的预防和治疗的药物是

[79~80]
A. 0.1% 碘苷滴眼液
B. 诺氟沙星滴眼液
C. 0.5% 硫酸锌滴眼液
D. 0.1% 阿昔洛韦滴眼液
E. 妥布霉素滴眼液

79. 由环境(灰尘、风沙、倒睫、屈光不正)刺激所致的非细菌性结膜炎可选用的药物是
80. 铜绿假单胞菌性结膜炎病情较严重者,病变进展迅速,短期内可致角膜破溃、穿孔和失明,可选用的药物是

[81~82]
A. 硫酸锌滴眼液
B. 磺胺醋酰钠滴眼液
C. 红霉素眼膏
D. 金霉素眼膏
E. 酞丁安滴眼液

81. 对革兰阳性菌和沙眼衣原体有抗菌作用的药品是
82. 具有沉淀蛋白质和收敛作用的药品是

[83~86]
A. 左旋咪唑
B. 西地碘含片
C. 甲硝唑粘贴片
D. 氯己定含漱剂
E. 地塞米松粘贴片

83. 适宜口腔溃疡反复发作患者的是
84. 长期应用可引起念珠菌感染的是
85. 频繁应用可使局部组织萎缩的是
86. 可使儿童和青年偶发口腔无痛性浅表脱屑的是

[87~88]
A. 昂丹司琼
B. 双歧杆菌三联活菌
C. 洛哌丁胺
D. 利福昔明
E. 西托溴铵

87. 调节肠道微生态失衡,可改善肠易激综合征患者总体症状并减少排便次数、缓解腹泻和腹痛的药物是
88. 对肠道正常菌群影响小,主要抑制肠道致病菌,用于治疗腹泻型肠易激综合征的药物是

[89~90]
A. 维生素 A、D
B. 维生素 C
C. 维生素 B 族
D. 葡萄糖酸钙
E. 硫酸亚铁

89. 孕妇过量服用可诱发新生儿坏血病的药物是
90. 可减慢肠蠕动,引起便秘并排黑便的药物是

三、综合分析选择题

答题说明

共 20 题,每题 1 分。题目分为若干组,每组题目基于同一个临床情景、病例、实例或者案例的背景信息逐题展开。每题的备选项中,只有 1 个最符合题意。

[91~93]
某石油化工总厂化工二厂保全工在检修装置 ANH-202 泵时,吸入氰化氢,当时即感到头昏、乏力,离开现场时跌坐在地,即由他人送往医院救治。

91. 氰化物中毒的治疗原则,下列说法错误的是
A. 患者迅速脱离中毒环境
B. 可给予高脂饮食,以减少毒物吸收
C. 皮肤、黏膜受氰化物污染时用大量清水清洗
D. 其抢救治疗包括催吐、洗胃、导泻、对症和支持疗法等
E. 呼吸困难时给予吸氧,并给予氨茶碱

92. 可以用于氰化物中毒解救的药品是
A. 二巯丙醇(BAL)
B. 亚甲蓝(美蓝)
C. 碘解磷定(解磷定)
D. 谷胱甘肽
E. 氟马西尼

93. 除用于氰化物中毒解救,也用于砷、汞、铅中毒解救的是
A. 二巯丙醇(BAL)
B. 依地酸钙钠(EDTANa - Ca)
C. 亚甲蓝(美蓝)
D. 碘解磷定(解磷定)
E. 硫代硫酸钠(次亚硫酸钠)

[94 ~95]

患者,男,53 岁。参加婚礼后 5 小时突发左脚第一跖趾关节剧痛,3 小时后局部出现红、肿、热、痛和活动困难。实验室检查示血尿酸为 50μmol/L;足部 X 线示非特征性软组织肿胀。

94. 该患者的可能诊断是
A. 化脓性关节炎
B. 假性痛风
C. 风湿性关节炎
D. 类风湿关节炎
E. 痛风

95. 该患者宜首选的药物为
A. 丙磺舒
B. 别嘌醇
C. 苯溴马隆
D. 泼尼松
E. 秋水仙碱

[96 ~98]

患者,女,45 岁。肥胖多年,自觉口渴、多尿、多食、消瘦 5 个月,尿糖阳性,空腹血糖 8.9mmol/L,餐后 2 小时血糖 15.1mmol/L。

96. 此病人最可能的诊断是
A. 1 型糖尿病
B. 2 型糖尿病
C. 甲状腺功能亢进症
D. 肥胖症
E. 库欣综合征

97. 该患者应首选下列哪种药物进行治疗
A. 双胍类降糖药
B. 磺酰脲类降糖药
C. α 葡萄糖苷酶抑制剂
D. 胰岛素
E. 噻唑烷二酮类胰岛素增敏剂

98. 使用中的胰岛素笔芯不宜冷藏,在室温下最长能够保存
A. 1 ~3 周
B. 2 ~4 周
C. 3 ~5 周
D. 4 ~6 周
E. 5 ~7 周

[99 ~102]

患者,男,62 岁。平时喜喝酒、抽烟,上楼时突感胸闷憋气、呼吸困难,倒地。送医院就诊,给予彩超检查后诊断为下肢静脉血栓,治疗无效。转院治疗检查结果如下:血肌酐 202μmol/L,尿蛋白(+ +)、隐血(+ +),确诊为慢性肾功能不全。

99. 肾功能不全患者,用药注意事项较多,其中严重肾功能不全者禁用
A. 复方新霉素软膏
B. 聚维酮碘
C. 高锰酸钾
D. 75% 乙醇
E. 莫匹罗星软膏

100. 肾功能不全患者用药原则,下列说法错误的是
A. 避免或减少肾毒性大的药物
B. 根据肾功能的情况调整用药剂量和给药间隔时间
C. 必须时进行 TDM
D. 给药间隔不变,减小剂量
E. 实行个体化给药

101. 以下药物中可经过肝、肾两种途径排泄的药物是
A. 四环素
B. 庆大霉素
C. 青霉素

D. 利福平
E. 酮康唑

102. 下列不属于尿失禁患者慎用的药物是
A. 氟哌啶醇
B. 氯丙嗪
C. 甲基多巴
D. 哌唑嗪
E. 阿片

[103~104]

患者,男,68 岁。刺激性咳嗽,血痰,肺部单侧性局限性喘鸣音,诊断肺癌,入院治疗。使用抗肿瘤药后出现恶心、呕吐等不良反应。

103. 患者可选用的止吐药物是
A. 奥美拉唑
B. 雷尼替丁
C. 昂丹司琼
D. 维生素 B_6
E. 吉非替尼

104. 该止吐药物属于
A. 多巴胺受体阻滞剂
B. 5-HT_3 受体阻滞剂
C. NK-1 受体阻滞剂
D. 皮质类固醇
E. 抗组胺药

[105~107]

患者,男,64 岁。夜间突发偏瘫、失语、头痛、恶心、呕吐,急诊入院。经影像学检查,诊断为缺血性脑卒中。

105. 患者应进行的检查不包括
A. 血糖、肝肾功能和血电解质
B. 血氧饱和度
C. 凝血酶原时间
D. 脑电图
E. 全血细胞计数

106. 急性缺血性脑卒中抗血小板药物治疗的时机为
A. 溶栓后 12h
B. 溶栓前 12h
C. 溶栓前 24h
D. 溶栓同时
E. 溶栓后 24h

107. 二级预防用药中,最重要的危险因素是
A. 血脂异常
B. 睡眠呼吸暂停
C. 高血压
D. 糖代谢异常
E. 高同型半胱氨酸血症

[108~110]

患者,女,27 岁。妊娠 20 周,出现发热,体温最高达 38.5℃。体格检查:肾区叩痛。经相关实验室检查,诊断为急性肾盂肾炎。

108. 急性肾盂肾炎最常见的病原菌是
A. 葡萄球菌
B. 粪肠球菌
C. 大肠埃希菌
D. 变形杆菌
E. 白色念珠菌

109. 该患者应静脉滴注抗菌药物治疗,可用半合成广谱青霉素或第三代头孢菌素,疗程为
A. 3 天
B. 5 天
C. 7 天
D. 10 天
E. 14 天

110. 该患者在治疗好转后又出现肾盂肾炎的症状,为判断是复发还是重新感染,多在停药后几周再发为依据
A. 3 周
B. 4 周
C. 5 周
D. 6 周
E. 7 周

四、多项选择题

答题说明

共 10 题,每题 1 分。每题的备选项中,有 2 个或 2 个以上符合题意,错选、少选均不得分。

111. 下列关于药品的包装与说明书,说法正确的有
A. 药品内包装应清洁、无污染、干燥,封口应严

密、无渗漏、无破损
B. 药品外包装应坚固耐压、防潮、防震动
C. 包装用的衬垫、缓冲材料应清洁卫生、干燥、无虫蛀
D. 最小包装必须附有说明书
E. 药品外标签应当注明药品通用名称、成分、性状、产品批号、有效期、批准文号

112. 临床使用盐酸多巴胺,不应与呋塞米配伍使用的原因有
A. 盐酸多巴胺是一种酸性物质
B. 盐酸多巴胺有一个游离的酚羟基,易被氧化成醌类
C. 呋塞米注射液成酸性
D. 呋塞米注射液与多巴胺配伍后溶液成酸性
E. 呋塞米注射液容易使多巴胺氧化而形成黑色聚合物

113. 谷丙转氨酶监测的临床意义有
A. 其增高的程度与肝细胞被破坏的程度成正比
B. 传染性肝炎、中毒性肝炎等表现为增高
C. 梗阻性黄疸、胆管炎、胆囊炎等表现为增高
D. 其增高也常见于急性心肌梗死、心肌炎等其他疾病
E. 服用氯丙嗪、异烟肼、利福平等肝毒性药物表现为增高

114. 患者,男,49 岁。经检查确诊为肺癌早期,刺激性咳嗽伴轻度疼痛,下列药物中该病人可使用的药物有
A. 羟考酮
B. 曲马多
C. 哌替啶
D. 可待因
E. 二氢可待因

115. 针对口服华法林引起的相关脑出血,采取病因治疗可选用
A. 维生素 K
B. 硫酸鱼精蛋白
C. 新鲜冻干血浆
D. 浓缩型凝血酶原复合物
E. 重组凝血因子Ⅶa 制剂

116. 患者,男,76 岁。尿液尚能完全排出,近 1 个月以来,出现尿频、尿急,尤其有夜尿增多的症状,诊断为充盈性尿失禁。下列符合本病常见原因的是
A. 良性前列腺增生症
B. 前列腺肥大
C. 前列腺癌
D. 前列腺炎
E. 尿道狭窄

117. 关于胃食管反流病的药物治疗和患者教育,下列说法正确的有
A. PPI 的肠溶片或肠溶胶囊不可咀嚼或压碎
B. 到达有效控制症状的剂量后,PPI 的服药疗程至少为 6 周
C. 抗酸药与其他药物合用时通常需要间隔 2 小时
D. 含铝的抗酸药可导致便秘,用药期间可足量饮水以避免
E. 抗酸药物不可长期大量使用

118. 关于过敏性鼻炎用药指导与患者教育的说法,正确的有
A. 鼻用抗组胺药的主要不良反应是口苦
B. 口服抗组胺药的常见不良反应是发生心脏毒性作用
C. 白三烯受体阻滞剂的安全性和耐受性良好
D. 鼻用减充血剂的常见不良反应有鼻腔干燥、烧灼感和针刺感等
E. 鼻用糖皮质激素的局部不良反应主要有鼻腔干燥、刺激感、鼻出血、咽炎和咳嗽等

119. 关于治疗肠道寄生虫病的注意事项与患者教育,下列说法正确的有
A. 空腹服用,增加药物与虫体的直接接触,增强疗效
B. 坚持用药,2 个疗程之间至少间隔 1 ~ 2 周
C. 3 岁以下儿童需在医生指导下使用抗蠕虫药
D. 如漏服,应尽快补服,若已接近下一次服药的时间,则无须补服,也不必增加剂量
E. 对于肠道蛔虫感染,预防是至关重要的

120. 下列关于荨麻疹的用药指导与患者教育,说法正确的有
A. 治疗的目的是控制症状、提高患者生活质量
B. 抗过敏药可透过血 - 脑屏障,对中枢神经系统组胺受体产生抑制作用,引起镇静、困倦、嗜睡反应
C. 多数抗过敏药具有轻重不同的抗胆碱作用
D. 高空作业者在服用抗过敏药 4 小时后可参加工作
E. 驾车、高空作业、精密机械操作者工作前不得服用抗过敏药

试卷标识码:

执业药师资格考试

药学综合知识与技能

押题秘卷（六）

考生姓名：________________

准考证号：________________

工作单位：________________

一、最佳选择题

答题说明

共40题,每题1分。每题的备选项中,只有1个最符合题意。

1. 患者,女,56岁。身高156cm,体重61kg。空腹血糖7.8mmol/L,餐后血糖11.2mmol/L,糖化血红蛋白6.7%。关于该患者初始治疗,宜采用的方案是

A. 饮食及运动治疗

B. 口服二甲双胍

C. 口服磺酰脲类降糖药

D. 口服α葡萄糖苷酶抑制剂

E. 皮下注射胰岛素

2. 关于患者用药咨询的方式,表述正确的是

A. 只有医院药师才有义务向购药的患者讲授安全用药的知识

B. 通过网站向大众宣传促进健康的小知识,是被动咨询的一部分

C. 药师日常承接的咨询以主动咨询居多

D. 药师咨询往往采用面对面的方式或借助其他通信工具

E. 药师在接受咨询时应通过封闭式提问了解更多患者背景资料

3. 一级信息资料的最突出特点是

A. 提供的信息内容更新

B. 内容广泛、使用方便

C. 对一个具体问题提供的信息简明扼要

D. 查阅时需要利用所提供的参考文献进行验证

E. 有的还能提供疾病与药物治疗的基础知识

4. 关于治疗药物监测的论述,错误的是

A. 治疗药物监测的常用英文缩写是TDM

B. 是临床药学服务的重要内容之一

C. 治疗药物监测可以实现给药个体化

D. 所有的治疗药物都必须进行监测

E. 通过治疗药物监测,及时了解每名患者的个体血浆药物水平

5. 关于处方开具和调剂的说法,正确的是

A. 处方开具后7日内有效

B. 调剂处方时应做到“四查十对”

C. 调剂处方时“四查”是指查对药名、剂型、规格和数量

D. 应使用淡红色处方开具第二类精神药品

E. 工作3年及以上的执业医师可开具麻醉药品处方

6. 下列处方用药情况,应评判为“用药不适宜处方”的是

A. Ⅰ类手术切口应用第三代头孢菌素

B. 小檗碱治疗痢疾和大肠埃希菌引起的轻度急性腹泻

C. 蒙脱石散剂用于治疗激惹性腹泻及化学刺激引起的腹泻

D. 无特殊情况下,门诊处方超过7日用量

E. 处方中有阿昔洛韦和齐多夫定联用

7. 用于丙烯腈、氟化物、一氧化碳、重金属中毒的解毒剂是

A. 盐酸戊乙奎醚

B. 二巯丙醇

C. 谷胱甘肽

D. 乙酰半胱氨酸

E. 盐酸烯丙吗啡

8. 患者,女,23岁。出现发热,体温39℃。自行服用大量对乙酰氨基酚后出现中毒症状。此时可选用的解毒剂是

A. 盐酸戊乙奎醚

B. 二巯丙醇

C. 谷胱甘肽

D. 乙酰半胱氨酸

E. 盐酸烯丙吗啡

9. 患者,男,34岁。既往有胃溃疡病史,现因反复关节疼痛、肿大就诊,诊断为骨关节炎,应选用的药物是

A. 布洛芬

B. 塞来昔布

C. 萘普生

D. 吲哚美辛

E. 双氯芬酸

10. 患者,男,78岁。因心房颤动服用华法林治疗2年余。后因真菌感染使用氟康唑,用药后INR升高并出现咳血症状。出现该症状的主要原因是

A. 氟康唑抑制华法林的肾脏排泄,导致华法林血药浓度升高

B. 氟康唑具有较强的血浆蛋白结合力导致血中游离的华法林浓度升高
C. 氟康唑可增加华法林的吸收,导致华法林血药浓度升高
D. 氟康唑可抑制 CYP2C9,导致华法林血药浓度升高
E. 氟康唑可抑制 CYP3A4,导致华法林血药浓度升高

11. 老年人给药剂量更强调个体化的机制主要是
A. 肝药酶活性的个体化差异影响大于年龄的增长
B. 脂肪组织随年龄增长而增加
C. 肾功能随年龄增长而减退
D. 肝脏合成凝血因子能力下降,对肝素及华法林非常敏感
E. 心血管系统与维持水、电解质平衡的内环境稳定功能减弱

12. 磺胺类药物之间存在交叉过敏反应,不正确的含义是
A. 两种磺胺药不能同时使用
B. 只要对一种磺胺药过敏,不可使用其他结构相似的药物
C. 需注意含磺胺成分的复方制剂与磺胺类药物之间可能存在过敏反应
D. 需注意利尿药和口服磺酰脲类降糖药与磺胺类药物之间可能存在过敏反应
E. 对磺胺药过敏者,收方时要询问,做到用药安全

13. 有心功能不全史的患者解热镇痛应慎用布洛芬,其主要原因是用药后可能发生
A. 过敏反应
B. 重度肝损伤
C. 急性肾衰竭
D. 尿潴留和水肿
E. 电解质平衡失调

14. 血清尿素氮增高的临床意义,说法不正确的是
A. 慢性肾炎、严重的肾盂肾炎等肾脏疾病
B. 泌尿系统结石
C. 前列腺疾病使尿路梗阻
D. 脱水、高蛋白饮食
E. 急性肝萎缩、中毒性肝炎等

15. 药物治疗经济性的正确含义是
A. 用药投入的成本(成本/效果)应尽可能低
B. 用药者承受的治疗风险应尽可能小
C. 用药疗程应尽可能短
D. 用药者的生理功能改善应尽可能快
E. 用药后发生的不良反应应尽可能少

16. 患者,男,45 岁。肝功能检查结果是 ALT 与 AST 均超过正常值,且 AST/ALT 比值大于 1。此结果提示病人可能罹患
A. 肝硬化
B. 糖尿病
C. 急性胰腺炎
D. 缺铁性贫血
E. 肾病综合征

17. 配制下列化疗药时只能选择葡萄糖注射液作为溶媒的是
A. 环磷酰胺
B. 博来霉素
C. 依托泊苷
D. 奥沙利铂
E. 顺铂

18. 下列药物中,服用后不影响驾驶行为的是
A. 东莨菪碱片
B. 阿米洛利片
C. 左甲状腺素钠片
D. 氟桂利嗪胶囊
E. 唑吡坦片

19. 下列药物中,药师需要提示患者药物骨架不能被吸收,会随粪便排出体外(酷似完整药片),以免引起患者误解的是
A. 硝酸甘油片
B. 高锰酸钾片
C. 氯化钾缓释片
D. 胰酶肠溶胶囊
E. 多维乳酸菌

20. 患者,女,27 岁。确诊慢性乙型肝炎 3 年,近日化验结果:HBV DNA 2×10^5 copies/mL,ALT 122U/L。拟予以抗病毒治疗,首选的药物是
A. 阿糖腺苷
B. 恩替卡韦
C. 泛昔洛韦
D. 利巴韦林
E. 膦甲酸钠

21. 患者,男,30 岁。1 个月前无明显诱因出现发热,体温波动在 38.0~38.5℃,伴咳嗽、咽痛,入院诊断为“肺孢子菌肺炎”。下列病原体中,不属于艾滋病的机会性感染病原体的是

A. 肺孢子菌
B. 念珠菌
C. 铜绿假单胞菌
D. 单纯疱疹病毒
E. 弓形虫

22. 带状疱疹的止痛治疗,轻至中度疼痛治疗的药物是
A. 更昔洛韦
B. α干扰素
C. 阿昔洛韦
D. 伐昔洛韦
E. 布洛芬

23. 原发性失眠应首选的药物是
A. 氯氮
B. 唑吡坦
C. 阿戈美拉汀
D. 米氮平
E. 地西泮

24. 在治疗缺铁性贫血的过程中,摄入过多铁剂的严重不良反应是
A. 柏油便
B. 黑色粪便
C. 恶心、呕吐
D. 腹痛、腹泻、便秘
E. 细胞缺氧、酸中毒、高铁血红蛋白血症

25. 患者,男,66岁。半年来夜间尿频,有排尿不尽感,尿流变细,排尿时间延长,排尿困难逐渐加重,初步诊断为良性前列腺增生症。以下对良性前列腺增生症的描述错误的是
A. 是一种年龄相关性、病情进展缓慢的常见疾病
B. 多发于青年男性
C. 组织学表现为前列腺间质和腺体成分增生
D. 解剖学表现为前列腺体积增大
E. 临床症状以下尿路症状为主

26. 患者,男,45岁。糖尿病5年。表现食欲不振、呕吐、虚弱无力、瘀斑等症状,因中度营养不良入院。初步诊断为慢性肾脏病。导致慢性肾脏病患者死亡的独立危险因素是
A. 年龄
B. 性别
C. 蛋白尿
D. 糖尿病
E. 营养不良

27. 属于消化性溃疡发病机制中攻击因子的是
A. 前列腺素E
B. 碳酸氢盐分泌
C. 黏膜血流
D. 胃黏液
E. 胃蛋白酶

28. 患者,男,45岁。诊断为急性支气管炎。吸烟史10年,症见咳嗽,咳痰,痰液呈白色,伴全身不适、呼吸困难。本病常见的病原体不包括
A. 呼吸道合胞病毒
B. 副流感病毒
C. 腺病毒
D. 甲型流感病毒
E. 鼻病毒

29. 患者,男,25岁。有癫痫病史2年,一直服用丙戊酸钠和左乙拉西坦,癫痫控制良好,近期因社区获得性肺炎入院。下列药物中,最可能影响患者基础疾病控制的是
A. 阿奇霉素
B. 头孢曲松
C. 阿莫西林
D. 莫西沙星
E. 米诺环素

30. 患者,男,65岁。因咳嗽、咳大量脓痰、呼吸困难入院,诊断为慢性阻塞性肺病急性加重。该患者临床治疗不应选用的药物是
A. 乙酰半胱氨酸
B. 氨溴索
C. 羧甲司坦
D. 右美沙芬
E. 溴己新

31. 关于结核病的叙述,说法不正确的是
A. 结核病是由结核分枝杆菌侵入体内所致的初发或继发性感染
B. 避免与克服细菌耐药,是结核病化学治疗成功的关键
C. 呼吸道感染是肺结核的主要感染途径
D. 结核病的临床表现如午后低热、乏力、食欲减退、消瘦、盗汗,属全身症状
E. 干咳或有少量黏液痰,是结核病在呼吸系统的表现

32. 关于细菌性阴道病病因及发病机制错误的是
A. 单一致病菌引起
B. 阴道内正常菌群失调所致的一种混合性感染
C. 多种致病菌共同作用的结果

D. 阴道内产生过氧化氢的乳杆菌减少而其他微生物大量繁殖

E. 可能与性生活频繁、反复阴道灌洗等因素有关

33. 患者,女,38岁。近3天来阴道分泌物多,呈白色稠厚豆渣样。医生诊断为外阴阴道假丝酵母菌病。对外阴阴道假丝酵母菌病的描述不正确的是

A. 80% ~90% 病原体为白假丝酵母菌

B. 10% ~20% 由光滑假丝酵母菌、近平滑假丝酵母菌及热带假丝酵母菌引起

C. 假丝酵母菌引起的机会性真菌感染

D. 50% 孕妇阴道内可能黏附有假丝酵母菌,但菌量较少,一般不引起炎症反应

E. 宿主全身及阴道局部细胞免疫能力下降时,假丝酵母菌大量繁殖、生长并侵袭组织,引起炎症反应

34. 患者,女,29岁。孕29^{+6}周,血压160/100mmHg,尿蛋白(-),该患者降压药应选用

A. 氨氯地平

B. 甲基多巴

C. 卡托普利

D. 厄贝沙坦

E. 哌唑嗪

35. 患者,男,70岁。高血压病史14年,服用依那普利每天20mg,平时血压控制不佳,今晨大便时突然出现头痛、头晕,随即出现右侧肢体活动不利。血压为190/100mmHg,头颅CT检查结果为左侧脑出血,出血量约10mL,拟采用内科治疗,该患者首先应采取的治疗措施是

A. 静脉滴注甘露醇注射液

B. 口服氨氯地平片

C. 静脉滴注硝酸甘油注射液

D. 肌内注射利血平注射液

E. 舌下含服硝苯地平片

36. 治疗高血压的主要目的是最大限度地

A. 降低并发肾病的危险

B. 降低并发糖尿病的危险

C. 降低心血管发病和死亡的总危险

D. 降低视网膜病变和死亡的总危险

E. 降低静脉发生病变和死亡的总危险

37. 以下有关高血压药物治疗方案的叙述中,不正确的是

A. 可采用两种或两种以上药物联合用药

B. 药物治疗高血压时要考虑患者的合并症

C. 采用最小有效剂量,使不良反应减至最小

D. 首先选用血管扩张剂和中枢性抗高血压药

E. 最好选用一天一次给药持续24小时降压的药品

38. 以下高血压的治疗原则中,最适用于中危患者的是诊断后要

A. 观察数月,再决定是否进行药物治疗

B. 观察一段时间,再决定是否进行药物治疗

C. 观察相当一段时间,再决定是否进行药物治疗

D. 观察(血压及危险因素)数周,再决定是否进行药物治疗

E. 立即开始对高血压及并存危险因素和临床症状进行药物治疗

39. 患者,男,64岁。夜间突发偏瘫、失语、头痛、恶心、呕吐,急诊入院。经影像学检查,诊断为缺血性脑卒中,距发病已7小时,可采用的治疗方案有

A. 注射用阿替普酶50mg静脉滴注St

B. 阿司匹林肠溶片100mg嚼服St

C. 依诺肝素钠注射液6000U皮下注射St

D. 甘露醇注射液350mL快速静滴q6h

E. 阿司匹林肠溶片300mg嚼服St

40. 可增加糖尿病患者出现高血糖症或低血糖症隐患的药品是

A. 培氟沙星

B. 拉氧头孢

C. 利巴韦林

D. 加替沙星

E. 尼美舒利

二、配伍选择题

答题说明

共50题,每题1分。题目分为若干组,每组题目对应同一组备选项,备选项可重复选用,也可不选用。每题只有1个备选项最符合题意。

[41 ~43]

A. 氯已定含漱液

B. 西地碘含片

C. 溶菌酶含片

D. 地塞米松粘贴片
E. 达克罗宁液

41. 治疗口腔溃疡的药物中,可直接卤化细菌的体蛋白,杀菌力强,对细菌繁殖体、芽孢和真菌也有较强杀菌作用的是

42. 治疗口腔溃疡的药物中,具有抗菌、抗病毒作用和消肿止血作用的是

43. 治疗口腔溃疡的药物中,具有很强的抗炎作用,降低毛细血管的通透性,减少炎症渗出的是

[44~45]
A. 链霉素
B. 氯霉素
C. 左炔诺孕酮
D. 依那普利
E. 复方磺胺甲噁唑片

44. 可使乳儿出现易激惹、尖叫、惊厥等神经系统症状,哺乳期妇女不宜选用的药物是

45. 可引起新生儿黄疸,哺乳期妇女不宜选用的药物是

[46~47]
A. 非适应证用药
B. 超适应证用药
C. 非规范用药
D. 撒网式用药
E. 过度治疗用药

46. 二甲双胍用于非糖尿病患者的减肥属于

47. 罗非昔布用于预防结肠、直肠癌属于

[48~49]
A. 抗菌药物的合理使用
B. 减肥、补钙、补充营养素
C. 一种药品有多种适应证或用药剂量范围较大
D. 栓剂、滴眼剂和气雾剂等外用剂型的正确使用方法
E. 处方中用法、用量、适应证非药品说明书中指示的用法、用量、适应证

48. 患者用药咨询的内容是

49. 公众用药咨询的内容是

[50~51]
A. 拒绝调配处方
B. 调配处方并发药
C. 依照处方调配药品
D. 拒绝调配处方,依照有关规定报告
E. 拒绝调配处方,并联系医师进行干预

50. 发现严重滥用药品的处方,应该

51. 发现处方中有不利于患者药物治疗的处方,应该

[52~54]
A. 西咪替丁
B. 苯巴比妥
C. 四环素
D. 阿司匹林
E. 多潘立酮

52. 与肝药酶代谢的药物(即酶的底物)合用时,底物代谢加快,底物剂量应适当增加的是

53. 与肝药酶代谢的药物(即酶的底物)合用时,底物代谢减慢,底物剂量应适当减少的是

54. 可产生药物与血浆蛋白结合置换作用,引起剂量相关的作用增强和毒性反应增强的是

[55~57]
A. 中性粒细胞减少
B. 淋巴细胞增多
C. 嗜酸性粒细胞增多
D. 淋巴细胞减少
E. 红细胞增多

55. 湿疹患者的实验室检查结果常会出现

56. 长期生活在高原地区的人群,其实验室检查结果会出现

57. 长期应用糖皮质激素后的实验室检查结果常会出现

[58~59]
A. 柔红霉素
B. 氟尿嘧啶
C. 博来霉素
D. 白消安
E. 卡培他滨

58. 可沿静脉出现迂回线状色素沉着的抗肿瘤药物是

59. 可引起手足综合征的抗肿瘤药物是

[60~62]
A. 双氯芬酸
B. 塞来昔布
C. 可待因

D. 布桂嗪

E. 吗啡

60. 患者,女,57 岁。已确诊肝癌。1 天前突然出现剧烈腹痛,经评分为重度,血腹,休克,应按照疼痛的不同程度选用不同阶梯的镇痛药物,下列可用于该病人的镇痛药物是

61. 患者,男,36 岁。半年前确诊为胰腺癌,上腹疼痛评分为中度疼痛,腹泻半年,伴纳差、乏力、消瘦。体温 37.5℃,巩膜黄染,肝脾未及,移动性浊音阳性。按照疼痛的不同程度选用不同阶梯的镇痛药物,该病人使用的镇痛药物是

62. 患者,男,65 岁。低热,刺激性咳嗽并痰中带血丝 3 个月,经评分为轻度疼痛。胸片示左肺上叶不张,少量胸腔积液,经痰脱落细胞学检查确诊为肺癌。按照疼痛的不同程度选用不同阶梯的镇痛药物,属于该病人的镇痛药物是

[63 ~ 64]

A. 艾司唑仑

B. 丁螺环酮

C. 阿米替林

D. 舍曲林

E. 文拉法辛

63. 属于 $5-HT_{1A}$受体部分激动剂的是

64. 属于 5 - 羟色胺和去甲肾上腺素再摄取抑制剂的是

[65 ~ 66]

A. 艾司唑仑

B. 唑吡坦

C. 阿戈美拉汀

D. 米氮平

E. 帕罗西汀

65. 属于 BZDs 药物的是

66. 属于褪黑素受体激动剂的是

[67 ~ 68]

A. 米多君

B. 哌唑嗪

C. 奥昔布宁

D. 非那雄胺

E. 度他雄胺

67. 患者,男,40 岁。膀胱严重感染引起急迫性尿失禁,则该病的首选药物是

68. 患者,女,64 岁。咳嗽、大笑时不自主漏尿 5 年,进行性加重 2 年。快速行走、跳绳、上楼梯时也出现漏尿,诊断为重度压力性尿失禁。对于该患者首选的药物是

[69 ~ 70]

A. 米索前列醇

B. 哌仑西平

C. 法莫替丁

D. 兰索拉唑

E. 多潘立酮

69. 属于黏膜保护剂的药物是

70. 属于 H_2受体阻滞剂的药物是

[71 ~ 74]

A. 地西泮

B. 硫糖铝

C. 干酵母

D. 胃蛋白酶

E. 多潘立酮

71. 胃动力促进药是

72. 不宜与抗酸药同服的药物是

73. 消化不良病因为胃、十二指肠溃疡者服用的药物是

74. 必要时,消化不良病因为精神因素者服用的药物是

[75 ~ 76]

A. 头孢替坦 2g,静脉滴注,每 12 小时 1 次

B. 头孢西丁 2g,静脉滴注,每 12 小时 1 次

C. 氨苄西林 - 舒巴坦 3g,静脉滴注,每 6 小时 1 次

D. 阿莫西林 - 克拉维酸 1.2g,静脉滴注,每 4 ~ 6 小时 1 次

E. 哌拉西林 - 他唑巴坦 4.5g,静脉滴注,每 6 小时 1 次

患者,女,30 岁。因下腹痛和阴道分泌物增多入院,经检查诊断为盆腔炎性疾病(PID)。PID 感染患者若需要住院治疗,住院方案的选择。

75. 以 β - 内酰胺类抗菌药物为主的方案,可选用

76. 以 β - 内酰胺类 + β - 内酰胺酶抑制剂类抗菌药物为主的方案,可选用

[77 ~ 78]

A. 硫酸锌滴眼液

B. 聚乙烯醇滴眼液
C. 山莨菪碱滴眼液
D. 可的松滴眼液
E. 酞丁安滴眼液

77. 能改善眼部干燥症状,缓解视疲劳的药物是

78. 能减轻眼部平滑肌及血管痉挛,改善局部微循环,缓解视疲劳的药物是

[79~80]
A. 九华膏
B. 地奥司明
C. 山梨醇
D. 过氧化苯甲酰凝胶
E. 苯酚甘油-水溶液

79. 治疗痔疮的常用外用药是

80. 治疗痔疮的常用内服药是

[81~82]
A. C 型甲苯咪唑 100mg,盐酸左旋咪唑 25mg
B. C 型甲苯咪唑 100mg,枸橼酸哌嗪 25mg
C. C 型甲苯咪唑 100mg,双羟萘酸噻嘧啶 25mg
D. 阿苯咪唑 67mg,双羟萘酸噻嘧啶 250mg
E. 阿苯咪唑 67mg,盐酸左旋咪唑 250mg

81. 复方甲苯咪唑每片含

82. 复方阿苯达唑每片含

[83~84]
A. 分泌性腹泻
B. 感染性腹泻
C. 霍乱或副霍乱
D. 胆道梗阻
E. 动力性腹泻

83. 粪便呈稀薄水样且量多可见于

84. 水样便,伴有粪便颗粒,下泻急促,同时腹部有肠鸣音、腹痛剧烈可见于

[85~88]
A. 苯妥英钠
B. 卡马西平
C. 丙戊酸钠
D. 拉莫三嗪
E. 托吡酯

85. 可导致食欲减退、体重降低的抗癫痫药是

86. 可导致体重增加的抗癫痫药是

87. 可发生抗惊厥药物过敏综合征等严重不良反应的抗癫痫药是

88. 癫痫大发作首选

[89~90]
A. 每天用药 1 次,疗程不少于 1 周
B. 每天用药 2 次,疗程不少于 1 周
C. 每天用药 1 次,疗程不少于 2 周
D. 每天用药 2 次,疗程不少于 2 周
E. 每天用药 3 次,疗程不少于 2 周

89. 第二代抗组胺药用法一般是

90. 鼻用抗组胺药用法一般是

三、综合分析选择题

答题说明

共 20 题,每题 1 分。题目分为若干组,每组题目基于同一个临床情景、病例、实例或者案例的背景信息逐题展开。每题的备选项中,只有 1 个最符合题意。

[91~93]

处方是指由注册的执业医师和执业助理医师(以下简称医师)在诊疗活动中为患者开具的,由执业药师或取得药学专业技术职务任职资格的药学专业技术人员(以下简称药师)审核、调配、核对,并作为患者用药凭证的医疗文书。

91. 处方是医疗机构的重要医疗文书,具有
A. 经济性、法律性和合理性
B. 技术性、有效性和经济性
C. 技术性、经济性和合法性
D. 法律性、技术性和经济性
E. 技术性、合理性和安全性

92. 处方正文内容包括
A. 患者姓名、性别、年龄、临床诊断、开具日期
B. 执业医师签名、药师签名、收费人员签名
C. 患者的身份证号、代办人员的姓名及身份证号
D. 药品名称、剂型、规格、数量、用法用量
E. 药品不良反应、药品禁忌证

93. 下列处方中应当包括患者身份证明编号,代办

人姓名、身份证明编号的是

A. 麻醉药品处方

B. 急诊处方

C. 儿科处方

D. 第二类精神药品处方

E. 普通处方

[94～96]

患者,女,59岁。绝经后3年,近日出现腰背疼痛,负重时疼痛加剧,骨密度T值为-3.5,诊断为骨质疏松症,每天补充维生素D 800IU,元素钙500mg,同时给予唑来膦酸治疗。

94. 依据生物钟规律,补充钙制剂的最佳时间是

A. 餐中给药

B. 清晨顿服

C. 睡前顿服

D. 餐后给药

E. 清晨和睡前各服用1次

95. 唑来膦酸正确的给药方案是

A. 5mg 静脉滴注,每周一次

B. 5mg 静脉滴注,每年一次

C. 4mg 静脉滴注,每日一次

D. 10mg 口服,每日一次

E. 70mg 口服,每周一次

96. 下列关于骨质疏松症的用药注意事项与患者教育,说法错误的是

A. 日光照射可以使皮肤维生素D合成增加

B. 维生素D的推荐剂量为800～1200IU

C. 长期使用维生素D类药物时,可同时补充较大剂量的钙剂

D. 不要同时使用2种或2种以上的双膦酸盐类药物

E. 食管炎为双膦酸盐类药物的主要不良反应

[97～98]

临床实践验证,一些毒物有相应的特效拮抗剂。因此,在进行排除毒物的同时,应积极使用特效拮抗剂。

97. 以下络合剂中,不能用于"驱铅"治疗铅中毒的药物是

A. 青霉胺

B. 二巯丙醇

C. 二巯丁二钠

D. 依地酸钙钠

E. 喷替酸钙钠

98. 以下药物中,适宜处置蛇类咬伤的药物是

A. 凝血酶

B. 糜蛋白酶

C. 胃蛋白酶

D. 胰蛋白酶

E. 菠萝蛋白酶

[99～101]

患者,女,21岁。患甲状腺功能减退症3年,近期停用甲状腺激素替代治疗,出现嗜睡、低体温、呼吸徐缓、心动过缓、血压下降、四肢肌肉松弛、神经反射减弱、昏迷。

99. 诊断甲状腺功能减退症的必备指标是

A. 血清TSH增高,TT_4、FT_4增高

B. 血清TSH增高,TT_4、FT_4降低

C. 血清TSH增高,TT_3、FT_3增高

D. 血清TSH增高,TT_3、FT_3减低

E. 血清TSH减低,TT_3、FT_3减低

100. 治疗首选的药物是

A. T_4

B. T_3

C. $L-T_4$

D. $L-T_3$

E. 碘化钾

101. 若静滴氢化可的松,推荐使用的剂量为

A. 500～600mg/d

B. 400～500mg/d

C. 300～400mg/d

D. 200～300mg/d

E. 100～200mg/d

[102～104]

《药品不良反应报告和监测管理办法》中将药物不良反应(ADR)定义为合格药品在正常用法、用量下出现的与用药目的无关的有害反应。

102. 庆大霉素的毒性反应是

A. 过敏反应

B. 肾毒性

C. 耳毒性

D. 二重感染

E. 胃肠道反应

103. 注射青霉素可能引起的过敏反应不包括

A. 过敏性休克

B. 呼吸困难
C. 皮疹
D. 恶心
E. 腹胀

104. 服用巴比妥类药物后出现的后遗效应是
A. 口干
B. 尿潴留
C. 宿醉现象
D. 听力丧失
E. 肾上腺分泌功能的减退

[105~108]

患者,女,35岁。复杂部分发作性癫痫病史12年,最初使用苯妥英钠单药治疗,6个月前因癫痫控制不佳提高苯妥英钠剂量,因不能耐受不良反应换用卡马西平联合丙戊酸钠治疗,癫痫得到控制。患者近期出现体重增加及严重脱发,到神经内科复诊。患者同时患有2型糖尿病,长期口服二甲双胍、阿卡波糖治疗。此外患者长期服用复合维生素B。

105. 患者出现体重增加及严重脱发,可能的原因是
A. 糖尿病病情进展
B. 丙戊酸钠的不良反应
C. 停用了苯妥英钠
D. 卡马西平的不良反应
E. 卡马西平和阿卡波糖的相互作用

106. 患者计划口服避孕药避孕,可能增加避孕失败风险的药物是
A. 卡马西平
B. 二甲双胍
C. 丙戊酸钠
D. 阿卡波糖
E. 复合维生素B

107. 苯妥英钠可能导致的多种不良反应中,不包括
A. 共济失调
B. 低血糖
C. 视物模糊
D. 牙龈增生
E. 镇静作用

108. 患者在使用丙戊酸钠时应监测血药浓度,适宜的血药浓度范围是
A. 4~12μg/mL
B. 10~20μg/mL
C. 50~150μg/mL
D. 10~40pg/mL
E. 150~200μg/mL

[109~110]

患者,男,68岁。既往体健,因受凉后咳嗽、咳黄脓痰,伴发热2天入院。查体:体温39.1℃,血压138/80mmHg,心率102次/分,呼吸32次/分。左肺可闻及湿啰音。化验结果:白细胞计数11.2×10^9/L,中性粒细胞百分比85%。胸部X线:左肺下叶渗出影。痰培养结果待归。入院诊断:社区获得性肺炎。

109. 该患者的社区获得性肺炎需要考虑的常见病原体不包括
A. 肺炎链球菌
B. 支原体
C. 衣原体
D. 铜绿假单胞菌
E. 流感嗜血杆菌

110. 对该患者进行初始经验性抗感染治疗,宜选用的药物是
A. 多西环素
B. 阿奇霉素
C. 阿莫西林克拉维酸钾+阿奇霉素
D. 左氧氟沙星+阿奇霉素
E. 头孢吡肟

四、多项选择题

答题说明

共10题,每题1分。每题的备选项中,有2个或2个以上符合题意,错选、少选均不得分。

111. 在社区获得性肺炎的经验性治疗中,重症患者可选用的抗菌药物联合治疗方案有
A. 头孢曲松+阿奇霉素
B. 左氧氟沙星+氨曲南
C. 头孢哌酮-舒巴坦+克拉霉素
D. 头孢他啶+甲硝唑
E. 万古霉素+美罗培南

112. 患者,男,9岁。因午后低热、乏力、盗汗就诊,

诊断为肺结核,可选用的药物有

A. 乙胺丁醇

B. 异烟肼

C. 利福平

D. 左氧氟沙星

E. 对氨基水杨酸

113. **下列哪些属于药师在特殊情况下需对患者用药进行提示的内容**

A. 患者同时使用2种或2种以上含同一成分的药品时,或合并用药较多时

B. 需要进行TDM的患者

C. 患者所用的药品近期发现严重或罕见不良反应

D. 患者依从性不好时,或患者认为疗效不理想、剂量不足以奏效时

E. 当一种药品只有一种适应证时

114. **患者,男,35岁。诊断为类风湿关节炎入院,医嘱泼尼松治疗。类风湿关节炎治疗目的包括**

A. 控制症状

B. 改善预后

C. 彻底治愈疾病

D. 保护关节功能

E. 防止关节破坏

115. **维生素D缺乏的药物因素包括**

A. 抗结核药物

B. 抗生素

C. 抗癫痫药

D. 抗真菌药

E. 糖皮质激素

116. **关于老年人用药安全的说法,正确的有**

A. 尽量不要自行加用非处方药及保健品

B. 用药过程中,根据自身经验增加剂量或给药次数,会有利于提高疗效

C. 除了注意药物间相互作用,也要注意食物对药物的影响

D. 用药过程中,应关注药品不良反应,发现问题及时就医

E. 就诊或用药咨询时,应携带所用药品,或提供药品的名称、剂量等信息

117. **嗜酸性粒细胞计数的临床意义是**

A. 过敏性疾病嗜酸性粒细胞增多

B. 皮肤病与寄生虫病嗜酸性粒细胞增多

C. 应用罗沙替丁酸酯、咪达普利或头孢拉定、头孢氨苄等药物,嗜酸性粒细胞增多

D. 伤寒、副伤寒、大手术后、严重烧伤等,嗜酸性粒细胞减少

E. 长期应用肾上腺皮质激素或促皮质激素等药物,嗜酸性粒细胞减少

118. **有关阿尔茨海默病的用药注意事项与患者教育,说法正确的是**

A. 美金刚避免与金刚烷胺、氯胺酮和右美沙芬同时使用

B. 卡巴拉汀97%以代谢产物从尿液排出

C. 应用胆碱酯酶抑制剂要监测胃出血

D. 加兰他敏需要于早晨和晚上与食物同服

E. 若出现1次漏服改善认知功能的药物,请尽快补服;但若接近下次服药时间,则无须补服

119. **患儿,女,9个月。因腹泻、乏力入院。查体:面色苍黄,表情呆滞,反应迟钝,不能独坐,头发稀黄,头部、手、足震颤。诊断为营养性巨幼细胞贫血。下列描述正确的是**

A. 一般有慢性贫血症状,少数患者可出现轻度黄疸

B. 舌乳头萎缩

C. 可有神经系统表现和精神症状

D. 严重者可全血细胞增加,反复感染及出血

E. 食欲下降、恶心、便秘

120. **十二指肠溃疡的发病特点及临床表现主要有**

A. 多数疼痛具有节律性

B. 在夏季发病较多

C. 上腹痛多出现于空腹时

D. 上腹痛多出现于餐后0.5~1小时

E. 进食可缓解疼痛

药学综合知识与技能押题秘卷

答案与解析

押题秘卷(一)答案

1. B	2. B	3. D	4. D	5. E	6. D	7. D	8. A	9. A	10. A
11. D	12. B	13. B	14. C	15. E	16. A	17. C	18. D	19. C	20. E
21. B	22. C	23. A	24. E	25. B	26. C	27. E	28. B	29. C	30. C
31. C	32. C	33. B	34. B	35. D	36. C	37. B	38. B	39. B	40. E
41. E	42. C	43. B	44. A	45. E	46. D	47. E	48. B	49. C	50. D
51. E	52. C	53. C	54. D	55. E	56. E	57. C	58. A	59. D	60. B
61. A	62. C	63. B	64. B	65. C	66. B	67. C	68. D	69. A	70. D
71. E	72. B	73. A	74. B	75. D	76. A	77. E	78. E	79. D	80. E
81. A	82. B	83. D	84. E	85. A	86. A	87. D	88. C	89. B	90. A
91. E	92. A	93. D	94. C	95. A	96. E	97. B	98. C	99. D	100. E
101. C	102. A	103. B	104. D	105. A	106. D	107. A	108. E	109. B	110. E

111. ABCDE	112. ABCDE	113. CDE	114. ACDE	115. BC
116. BDE	117. ABCDE	118. ABCDE	119. ACDE	120. ACD

押题秘卷(一)解析

2. 解析:药学服务尤为重要的人群中,特殊人群包括特殊体质者、肝肾功能不全者、过敏体质者、小儿、老年人、妊娠及哺乳期妇女、血液透析者,以及听障、视障人士等。故本题选 B。

4. 解析:因为 1mg = 1670 单位,那么 80 万单位的青霉素 G 钠称重应为 800000/1670 = 480mg = 0.48g。故本题选 D。

6. 解析:处方由以下三部分组成①前记包括医疗、预防、保健机构名称,费别(支付与报销类别),患者姓名、性别、年龄,门诊或住院病历号、科别或病区和床位号,临床诊断,开具日期等,并可添加特殊要求的项目。麻醉药品、第一类精神药品和毒性药品处方还应当包括患者身份证明编号,代办人姓名、身份证明编号。②正文以 Rp 或 R 标示,分列药品名称、剂型、规格、数量和用法用量。③后记有医师签名或加盖专用签章,药品金额及审核、调配、核对、发药的药学专业技术人员签名或加盖专用签章。故本题选 D。

7. 解析:洗胃时每次灌入洗胃液为 300 ~ 400mL,最多不超过 500mL,过多则易将毒物驱入肠中。故本题选 D。

8. 解析:解救有机磷中毒过程中,患者如出现谵妄、躁动、幻觉、全身潮红、高热、心率加快甚至昏迷时,则为阿托品中毒,应立即停用阿托品,并可用毛果芸香碱解毒,但不宜使用毒扁豆碱。故本题选 A。

9. 解析:选择性 COX - 2 抑制剂(如昔布类)与非选择性的传统 NSAIDs 相比,能明显减少严重胃肠道不良反应发生风险,适用于有消化性溃疡病史的类风湿关节炎患者。故本题选 A。

10. 解析:治疗骨性关节炎,应注重患者的教育,其内容主要有四个方面,即重在预防、早期就诊、休息与运动及遵医嘱治疗,注意药物不良反应。其中治疗的关键在于早期就诊。故本题选 A。

13. 解析:细胞增殖早期大约为受精后 18 天左右,在此阶段,胚胎的所有细胞尚未进行分化,细胞的功能活力均相等,对药物无选择性表现,致畸作用无特异性地影响细胞,其结果为胚胎死亡、流产或存活发育成正常个体,因此在受精后半个月以内几乎见不到药物的致畸作用。故本题选 B。

14. 解析:①儿童体表面积(体重 30kg 以下):$S(m^2)$ = 体重(kg) × 0.035 + 0.1 = 10 × 0.035 + 0.1 = 0.45。②儿童剂量(mg) = 成人剂量(mg) × 儿童体表面积(m^2)/1.73(m^2) = 400 × 0.45/1.73 = 104mg。故本题选 C。

16. 解析:查肝癌应联合应用血清甲胎蛋白(AFP)和肝脏 B 超。故本题选 A。

17. 解析:带状疱疹的治疗目标是缓解急性期疼痛,缩短皮损持续时间,防止皮损扩散,预防或减轻 PHN 等并发症。故本题选 C。

18. 解析:艾滋病抗病毒药物治疗强调要多种药物联合治疗,俗称“鸡尾酒疗法”。但尚不能彻底清除病毒,患者需要终生用药。目前国内免费治疗的一线方案为拉米夫定 + 司他夫定 + 奈韦拉平。故本题选 D。

19. 解析:患者诊断为帕金森病,苯海索、金刚烷胺、卡比多巴、司来吉兰、恩他卡朋均为常用抗帕金森病药物,且苯海索的禁忌证为闭角型青光眼及前列腺肥大。故本题选 C。

20. 解析:氢氯噻嗪会使血尿酸升高,高尿酸患者应慎用;ACEI 类(卡托普利)和 ARB 类(替米沙坦)禁用于双侧肾动脉狭窄、高血钾患者;有胆石症、高尿酸血症,以及有痛风病史者慎用利血平;拉西地平可用于各种类型的高血压。故本题选 E。

21. 解析:癫痫用药注意事项与患者教育:开始用药前应做脑电图、血常规及肝肾功能、血电解质检查,作为基础记录。治疗初期,肝肾功能、血常规、血电解质每 1 ~ 3 个月复查 1 次。过敏体质患者慎用卡马西平、奥卡西平、拉莫三嗪等。驾驶需谨慎。药物治疗方案稳定至少 3 个月、无癫痫发作至少 3 个月,方可考虑驾车出行。孕前 3 个月和孕初 3 个月每日加用叶酸 2.5 ~ 5mg。故本题选 B。

22. 解析:美金刚 50% 以原形经尿排出,部分通过肾小管分泌。所以,尿液碱化剂(碳酸酐酶抑制剂、碳酸氢钠)可降低美金刚的清除率而使药物血浆浓度升高。故本题选 C。

23. 解析:慢性肾盂肾炎治疗的关键是积极寻找并去除易感因素。急性发作时治疗同“急性肾盂肾炎”。故本题选 A。

24. 解析:尿路感染的易感因素:①女性因尿道短、开口毗邻阴道口,容易发生感染。②不洁性活动。③尿路梗阻,妊娠压迫,前列腺增生,过度憋尿。④疾病:机体免疫力低下,神经源性膀胱。⑤医源性因素:如导尿或留置导尿管、膀胱镜检查、逆行性尿路造影等可致尿路黏膜损伤,引发尿路感染。故本题选 E。

25. 解析:多奈哌齐、卡巴拉汀、加兰他敏、美金刚均为增强认知功能的药物,多奈哌齐用于轻至重度的 AD 患者;卡巴拉汀用于 AD 和帕金森病的轻至中度痴呆症;加兰他敏用于早期 AD 患者;美金刚单药或与多奈哌齐合用于中至重度 AD 患者;帕罗西汀为抗抑郁药。故本题选 B。

26. 解析:妊娠期尿路感染:反复发生尿路感染者,可用呋喃妥因行长程低剂量抑菌治疗;但该药可通过胎盘屏障,在妊娠后期不宜应用,足月孕妇(妊娠大于等于 37 周)禁用,避免新生儿发生溶血性贫血。故本题选 C。

28. 解析:近期研究结果显示,我国成人 CAP 患者中病毒检出率为 15.0% ~34.9%,流感病毒占首位,其他病毒包括副流感病毒、鼻病毒、腺病毒、人偏肺病毒及呼吸道合胞病毒等。故本题选 B。

30. 解析:短效 β_2受体激动剂是治疗哮喘急性发作的首选药物,有吸入、口服和静脉三种制剂。首选吸入给药,常用沙丁胺醇和特布他林。故本题选 C。

31. 解析:PID 门诊治疗,若患者一般情况好,症状轻,能耐受口服抗菌药物,并有随访条件,可在门诊给予口服或肌内注射抗菌药物治疗。①方案 A:头孢曲松钠 250mg,单次肌内注射;或头孢西丁钠 2g,单次肌内注射;也可选用其他第三代头孢菌素类抗生素,如头孢噻肟和头孢唑肟钠。②方案 B:氧氟沙星 400mg,口服,每日 2 次,连用 14 日。故本题选 C。

32. 解析:多囊卵巢综合征(PCOS)是一种育龄期女性最常见的妇科内分泌及代谢性疾病,临床主要以高雄激素、排卵功能障碍和多囊卵巢为特征。本病地域差异及诊断标准不同。PCOS 女性需要及时、积极诊断和治疗。本病 PCOS 女性临床表现呈高度异质性,目前 PCOS 病因不明,诊断标准、治疗方案均未达到统一。故本题选 C。

33. 解析:噻唑烷二酮类不仅能提高胰岛素敏感性,还具有改善血脂代谢、抗炎、保护血管内皮细胞功能等作用。常见药物如吡格列酮、罗格列酮,可能会出现体重增加、水钠潴留等不良反应。故本题选 B。

34. 解析:黑棘皮症为阴唇、颈背部、腋下、乳房下和腹股沟等处皮肤皱褶部位出现灰褐色色素沉着,呈对称性,皮肤增厚,质地柔软。故本题选 B。

38. 解析:病毒神经氨酸酶抑制剂是一类全新作用机制的抗流感药。可选扎那米韦吸入给药或口服奥司他韦,但神经氨酸酶抑制剂宜及早用药,在流感症状初始 48h 内使用较为有效。哮喘和慢性阻塞性肺病患者禁用扎那米韦。故本题选 B。

[41 ~42]解析:药物重整是指比较患者目前正在应用的所有药物与医嘱药物是否一致的过程。故 41 题选 E。药物治疗管理是指通过药师提供的药学服务,达到优化药物治疗和提高患者治疗结局的效果。故 42 题选 C。

[47 ~48]解析:对育龄人群有生殖毒性的药物,如阿维 A 胶囊、异维 A 酸片属于高警示药品。故 47 题选 E。需要在冷处贮存的常用药品如(常规)胰岛素制剂属高警示药品。故 48 题选 B。

[49 ~50]解析:乙酰胺(解氟灵)用于有机氟杀虫农药中毒。故 49 题选 C。纳洛酮用于急性阿片类中毒(表现为中枢神经和呼吸抑制)及急性酒精中毒。故 50 题选 D。

[51 ~52]解析:如仅椎体骨折高风险而髋部和非椎体骨折风险不高的患者,可考虑选用雌激素或选择性雌激素受体调节剂。故 51 题选 E。新发骨折伴疼痛的患者可考虑短期使用降钙素。故 52 题选 C。

[56 ~58]解析:磺胺类在乳汁中的浓度与血浆中一致,在体内与胆红素竞争血浆蛋白,可致游离胆红素增高,尤其在新生儿黄疸时,可促使发生核黄疸。故 56 题选 E。喹诺酮类药物诺氟沙星对乳儿骨关节有潜在危害,不宜应用。故 57 题选 C。氯霉素在乳汁中的浓度为血清中的 1/2,有明显骨髓抑制作用,可引起灰婴综合征,故哺乳期禁用。故

58 题选 A。

[64 ~ 65]解析:清洁 - 污染手术(Ⅱ类切口)为手术部位存在大量人体寄殖菌群,手术时可能污染手术部位而引致感染。故 64 题选 B。污染手术(Ⅲ类切口)为已造成手术部位严重污染的手术。故 65 题选 C。

[66 ~ 67]解析:口服铁剂是治疗缺铁性贫血的首选方法。硫酸亚铁是口服铁剂中的标准制剂,是一种无机铁剂。故 66 题选 B。恶性贫血患者和全胃切除者(血清中检出内因子抗体)需要终生维持治疗,肌注维生素 B_{12} 100μg,1 次/月。故 67 题选 C。

[68 ~ 69]解析:环孢素 A 起效快,主要适用于对大剂量静脉滴注糖皮质激素无反应的急性重症 UC 患者,使 80% 的患者避免施行手术。故 68 题选 D。氨基水杨酸类药物适用于 UC 活动期的诱导缓解和缓解期的维持治疗,是轻、中型 UC 治疗的主要药物,也用于激素诱导缓解后的维持治疗。故 69 题选 A。

[73 ~ 75]解析:ARB 类药物对于高血压患者具有良好的靶器官保护和心血管终点事件预防作用。ARB 的适应证和禁忌证同 ACEI,也用于不能耐受 ACEI 的患者。ACEI 或 ARB 能有效减轻和延缓糖尿病肾病的进展,可作为首选。缬沙坦为 ARB 类降压药。故 73 题选 A。β 受体阻滞剂美托洛尔、比索洛尔对 β_1受体有较高选择性,因阻断 β_2受体而产生的不良反应较少,既可降低血压,也可保护靶器官、降低心血管事件风险。β 受体阻滞剂尤其适用于伴快速性心律失常、冠心病心绞痛、慢性心力衰竭、交感神经活性增高及高动力状态的高血压患者。故 74 题选 B。用于控制血压的利尿剂主要是噻嗪类利尿剂。小剂量氢氯噻嗪(6.25 ~ 25mg)对代谢影响很小,与其他降压药(尤其是 ACEI 或 ARB)合用可显著增加后者的降压作用。此类药物尤其适用于老年高血压、单纯收缩期高血压或伴心力衰竭患者,也是难治性高血压的基础药物之一。故 75 题选 D。

[76 ~ 77]解析:治疗沙眼一般采用局部给药,严重者加用口服抗菌药。"白天使用滴眼液,睡前使用眼药膏"是最佳给药方案。单纯使用眼药膏,可以每天给药 2 ~ 3 次,最后一次选择睡前给药。葡萄糖 - 6 - 磷酸脱氢酶缺乏症患者有溶血性贫血倾向,禁用硫酸锌滴眼液。故 76 题选 A,77 题选 E。

91. 解析:根据患者临床表现调整降压速度,"160/90mmHg"可作为参考的降压目标值。故本题选 E。

92. 解析:需要脱水降颅内压时,应给予甘露醇静脉滴注,而用量及疗程依据个体化情况而定。故本题选 A。

93. 解析:出血性脑病患者的用药注意事项与患者教育所述,抬高床头 15° ~ 30°,以减少脑部血流量,减轻脑水肿。故本题选 D。

97. 解析:选择性 5 - HT 再摄取抑制剂包括氟西汀、帕罗西汀、舍曲林、氟伏沙明、西酞普兰、艾司西酞普兰。故本题选 B。

99. 解析:氟西汀属于选择性 5 - HT 再摄取抑制剂,不良反应包括多汗、口干、失眠、嗜睡、震颤、头晕、头痛、腹泻、恶心、乏力、易激惹。故本题选 D。

100. 解析:中上腹痛、反酸是消化性溃疡的典型症状。消化性溃疡的中上腹痛呈周期性、节律性发作。其中胃溃疡的上腹痛节律性表现为餐后痛。故本题选 E。

101. 解析:消化性溃疡的治疗可以应用抗酸药氢氧化铝,胃黏膜保护剂胶体果胶铋,质子泵抑制剂兰索拉唑,H_2受体阻滞剂法莫替丁。故本题选 C。

102. 解析:目前推荐含有铋剂的四联方案(2 种抗生素 + PPI + 铋剂)作为主要的经验性根除 HP 治疗方案。故本题选 A。

103. 解析:溃疡性结肠炎可伴有多种肠外表现,包括外周关节炎、结节性红斑、坏疽性脓皮病、虹膜炎、前葡萄膜炎、口腔复发性溃疡等。故本题选 B。

104. 解析:柳氮磺吡啶肠溶片不可压碎及掰开服用,应在每日固定时间服用,进餐时服用为佳。故本题选 D。

105. 解析:糖皮质激素应于晨起服用,达到症状完全缓解后开始减量,通常每周减 5mg,减至 20mg/d 时每周减 2.5mg 至停用。故本题选 A。

107. 解析:微生态制剂建议与抗菌药物间隔使用。铋剂、鞣酸、药用炭、酊剂等能抑制、吸附或杀灭活菌,故不能合用。故本题选 A。

108. 解析:培菲康(双歧杆菌三联活菌)、金双歧(双歧杆菌 - 乳杆菌三联活菌)等都要求于 2 ~

8℃避光保存,聚克(复方乳酸菌)要求遮光密封凉暗处保存,美常安(枯草杆菌二联活菌)要求室温干燥并于避光处保存。故本题选E。

111. 解析:药师的基本技能是指完成优化药物治疗结果、开展合理用药所需要的工作技能,包括审核处方、调配处方、发药与用药教育、药品管理、药物咨询、不良反应监测和药物治疗方案的优化等能力。故本题选ABCDE。

113. 解析:甲亢患者应尽量避免服用含碘的药物(如胺碘酮、西地碘等),并禁食富碘食物(如海带、紫菜、虾皮等海产品,碘盐等)。故本题选CDE。

117. 解析:药物警戒的工作内容包括:①早期发现未知(新发)严重不良反应和药物相互作用,提出新信号。②监测药品不良反应的动态和发生率。③确定风险因素,探讨不良反应机制。④对药物的风险/效益进行定量评估和分析;将全部信息进行反馈,改进相关监督、管理所使用的法律、法规。故本题选ABCDE。

118. 解析:沙利度胺可引起胎儿肢体、耳、内脏畸形;雌激素、孕激素、雄激素可引起胎儿性发育异常;叶酸拮抗剂可导致颅面部畸形、腭裂等;烷化剂如氮芥类药物可引起泌尿生殖系统异常、指(趾)畸形。故本题选ABCDE。

119. 解析:氯丙嗪及其衍生物的锥体外系反应发生率高。此外利血平、氟哌啶醇、五氟利多、甲基多巴、左旋多巴、碳酸锂、甲氧氯普胺和吡罗昔康等也可致锥体外系反应。故本题选ACDE。

120. 解析:妊娠、未经控制的自身免疫性疾病是干扰素治疗的禁忌证,α干扰素无直接杀灭乙肝病毒作用,恩替卡韦对病毒的逆转录酶进行抑制,乙型肝炎治疗需要每12周监测肝功能、乙肝五项和HBV-DNA水平。故本题选ACD。

押题秘卷(二)答案

1. B	2. C	3. D	4. D	5. B	6. A	7. E	8. E	9. C	10. C
11. E	12. E	13. B	14. C	15. A	16. B	17. E	18. B	19. E	20. E
21. A	22. B	23. C	24. A	25. B	26. E	27. C	28. A	29. C	30. C
31. E	32. B	33. D	34. C	35. D	36. E	37. B	38. E	39. E	40. D
41. B	42. D	43. B	44. E	45. C	46. D	47. E	48. D	49. B	50. D
51. B	52. A	53. B	54. D	55. C	56. D	57. B	58. A	59. C	60. A
61. D	62. E	63. C	64. B	65. B	66. C	67. D	68. C	69. E	70. B
71. A	72. B	73. E	74. C	75. B	76. A	77. E	78. D	79. B	80. E
81. C	82. D	83. C	84. B	85. A	86. E	87. A	88. B	89. A	90. E
91. D	92. C	93. E	94. C	95. E	96. E	97. B	98. A	99. E	100. B
101. E	102. C	103. E	104. E	105. B	106. B	107. E	108. C	109. D	110. E

111. ABCDE	112. ABCDE	113. ABCD	114. ABDE	115. ABCDE
116. BE	117. ACDE	118. ABDE	119. BD	120. ABE

押题秘卷(二)解析

1. 解析:复方短效口服避孕药,激素含量低,停药后即可妊娠,不影响子代生长与发育。长效避孕药内含激素成分及剂量与短效避孕药有很大不同,停药后6个月妊娠安全。故本题选B。

6. 解析:常用抗风湿药物分为五大类,非甾体抗炎药(NSAIDs)、改善病情的抗风湿药(DMARDs)、生物制剂、糖皮质激素和植物药制剂。改善病情的抗风湿药(DMARDs)包括甲氨蝶呤、柳氮磺吡啶、来氟米特、抗疟药(氯喹和羟氯喹)、硫唑嘌呤、环孢素、环磷酰胺。故本题选A。

9. 解析:甲巯咪唑和丙硫氧嘧啶可由乳汁分泌,引起婴儿甲状腺功能减退,故服药后不宜哺乳;若必须用药,首选丙硫氧嘧啶,因其乳汁分泌量较小。故本题选C。

10. 解析:2型糖尿病的特点有两点。①一般有家族遗传病史。②起病隐匿、缓慢,无症状的时间可达数年至数十年。A、B、D、E均为1型糖尿病的特点。故本题选C。

12. 解析:藿香正气水是含酒精制剂。乙醇在体内经乙醇脱氢酶的作用代谢为乙醛,有些药可抑制酶的活性,干扰乙醇的代谢,使血中的乙醇浓度增高,出现“双硫仑样反应”,表现为面部潮红、头痛、眩晕、腹痛、胃痛、恶心、呕吐、气促、嗜睡、血压降低、幻觉等。所以在使用抗滴虫药甲硝唑、替硝唑,抗生素头孢曲松、头孢哌酮,抗精神病药氯丙嗪等期间应避免饮酒。故本题选E。

13. 解析:用药与不良反应因果关系评价结果是“很可能”的定义:无重复用药史,用药及反应发生时间顺序合理;停药以后反应停止,或迅速减轻或好转;并排除其他疾病可能。故本题选B。

14. 解析:肝病患者由于肝功能减退,可使主要通过肝脏代谢的药物血药浓度升高,引起药源性疾病,如肝硬化患者使用利多卡因,可引起严重中枢神经系统疾病。故本题选C。

15. 解析:咖啡因及含咖啡因药物(如复方氨酚烷胺胶囊、复方酚咖伪麻胶囊等)会引起药源性高血压疾病,而该患者本身已患有高血压,可加重病情。故本题选A。

18. 解析:按抗肿瘤药物不良反应发生的时间,可将其分为急性/亚急性不良反应和远期不良反应。远期不良反应是指停药后甚至停药多年后仍存在的如皮肤色素沉着、造血功能障碍、免疫抑制及继发肿瘤等。故本题选B。

19. 解析:推荐姑息治疗用于缓解癌症疼痛的基本药品目录如下。轻度、中度疼痛:对乙酰氨基酚,布洛芬,双氯芬酸,曲马多,可待因;中度、重度疼痛:吗啡(即释剂或缓释剂),芬太尼(透皮贴剂),羟考酮,美沙酮(即释剂);神经病理性疼痛:阿米替林,卡马西平,地塞米松,加巴喷丁;内脏疼痛:丁溴酸东莨菪碱。故本题选E。

21. 解析:常见的良性前列腺增生症可选用α肾上腺素受体阻滞剂,松弛膀胱颈和前列腺肌肉,减轻尿流阻力,不良反应为头晕、头痛、直立性低血压;抗胆碱药物的不良反应包括口干、便秘、视物模糊、心动过速、尿潴留及认知损害。故本题选A。

22. 解析:暂时性尿失禁是由于精神、运动障碍或药物作用,不能及时排尿引起的暂时性/可逆性尿失禁。故本题选B。

23. 解析:尿失禁处理原则:首先要去除诱因和针对原发病进行治疗;所有尿失禁患者均应该进行生活方式调整(饮食改变如避免摄入咖啡、酒精等,多吃蔬菜、水果,少食油腻食品,控制体重,戒烟,避免憋尿,避免久坐久站与剧烈运动,避免使用抗组胺药物等,适当运动,改善便秘),开展行为治疗(定时或主动排尿,膀胱锻炼,盆底肌训练),必要时予以药物治疗和手术治疗。故本题选C。

24. 解析:血清淀粉酶活性测定主要用于急性胰腺炎的诊断。此外,尚可见于急性腮腺炎、胰腺肿瘤引起的胰腺导管阻塞,消化性溃疡穿孔,急性酒精中毒等。故本题选A。

30. 解析:PID多发生在性活跃期、有月经的女性;初潮前、无性生活和绝经后女性很少发生PID,即使发生也常是由邻近器官炎症的扩散引起。故本题选C。

31. 解析:PID 可因感染的病原体、炎症轻重及范围大小而有不同的临床表现。轻者无症状或症状轻微。常见症状为下腹痛和阴道分泌物增多。腹痛为持续性、活动或性交后加重。若病情严重,可有寒战、高热、头痛、食欲缺乏等全身症状。月经期发病可出现经量增多、行经期延长。伴有泌尿系统感染者,可有尿频、尿急、尿痛等症状。若有腹膜炎,可出现恶心、呕吐、腹胀、腹泻等消化系统症状。故本题选 E。

32. 解析:初始治疗高血压和维持控压的药物习惯称为一线降压药,包括五大类:钙通道阻滞剂(CCB)、血管紧张素转换酶抑制剂(ACEI)、血管紧张素Ⅱ受体阻滞剂(ARB)、利尿剂和 β 受体阻滞剂。故本题选 B。

33. 解析:抗凝是 DVT 的基本治疗,可抑制血栓蔓延,利于血栓自溶和管腔再通,降低 PE 发生率和病死率。抗凝药物有普通肝素、低分子肝素、维生素 K 拮抗剂和 NOAC。故本题选 D。

36. 解析:阿司匹林、对乙酰氨基酚、布洛芬均通过对环氧酶的抑制而减少前列腺素的合成,由此减轻组织充血、肿胀,降低神经痛觉敏感性,具有中等程度镇痛作用,对痛经等有较好的效果。黄体酮属于处方药。谷维素无镇痛作用,常与镇痛药合用,应用于疼痛伴有精神紧张者。故本题选 E。

38. 解析:依巴斯汀可能抑制心脏钾离子慢通道,有引起尖端扭转型室性心动过速或 Q - T 间期延长的危险,有 Q - T 间期延长的荨麻疹患者不宜选用。故本题选 E。

39. 解析:乳果糖属于渗透性泻药。不被小肠吸收的双糖在结肠中被细菌分解为有机酸,并通过渗透作用增加粪便含水量,刺激结肠蠕动。故本题选 E。

40. 解析:异维 A 酸不良反应常见,最常见的不良反应是皮肤黏膜干燥。较少见的不良反应包括肌肉 - 骨骼疼痛、血脂升高、肝酶异常及眼睛干燥等。故本题选 D。

[41 ~ 42]解析:头孢曲松钠不宜与含钙注射液(葡萄糖酸钙注射液、氯化钙注射液、复方氯化钠注射液、乳酸钠林格注射液、复方乳酸钠葡萄糖注射液)直接混合,因可产生头孢曲松钙的白色细微浑浊或沉淀。故 41 题选 B。瑞替普酶与葡萄糖注射液配伍可使效价降低。故 42 题选 D。

[50 ~ 52]解析:格列齐特属于磺胺脲类促胰岛素分泌剂,所以该患者不宜使用。故 50 题选 D。吡格列酮的不良反应有头痛、肌痛、上呼吸道感染、水肿,所以该患者不宜使用。故 51 题选 B。2 型肥胖型糖尿病患者(体重超过理想体重 10%),首选二甲双胍。故 52 题选 A。

[53 ~ 55]解析:含漱剂多为水溶液,使用时应注意:①含漱剂中的成分多为消毒防腐药,含漱时不宜咽下或吞下。②幼儿、恶心及呕吐者不宜含漱。③按说明书的要求稀释浓溶液。④含漱后不宜马上饮水和进食,以保持口腔内药物浓度。故 53 题选 B。滴眼液使用注意事项:①若同时使用 2 种药液,宜间隔 10min。②若使用阿托品、毒扁豆碱、毛果芸香碱等有毒性的药液,滴后应用棉球压迫泪囊区 2 ~ 3min,以免药液经泪道流入泪囊和鼻腔,经黏膜吸收后引起中毒反应,对儿童用药时尤应注意。③一般先滴右眼后滴左眼,以免用错药。④如眼内分泌物过多,应先清理分泌物,再滴入或涂敷,否则会影响疗效。⑤滴眼剂不宜多次打开使用,连续应用 1 个月不应再用,如药液出现浑浊或变色时,切勿再用。⑥白天宜用滴眼剂滴眼,反复多次,临睡前应用眼膏剂涂敷。故 54 题选 D。直肠栓剂应用注意:①在夏季,炎热的天气会使栓剂变得松软而不易使用,应用前宜将其置入冰水或冰箱中 10 ~ 20min,待其基质变硬。②剥去栓剂外裹的铝箔或聚乙烯膜,在栓剂的顶端蘸少许液状石蜡、凡士林、植物油或润滑油。③塞入时患者取侧卧位,小腿伸直,大腿向前屈曲,贴着腹部;儿童可趴伏在大人的腿上。④放松肛门,把栓剂的尖端插入肛门,并用手指缓缓推进,深度距肛门口幼儿约 2cm,成人约 3cm,合拢双腿并保持侧卧姿势 15min,以防栓剂被压出。⑤用药前先排便,用药后 1 ~ 2h 内尽量不解大便(刺激性泻药除外)。因为栓剂在直肠的停留时间越长,吸收越完全。⑥有条件的话,在肛门外塞一点脱脂棉或纸巾,以防基质融化漏出而污染衣被。故 55 题选 C。

[67 ~ 68]解析:传统抗癫痫药物,卡马西平、丙戊酸盐(如丙戊酸钠、丙戊酸镁、丙戊酰胺)、苯妥英

钠、苯巴比妥等。故67题选D。新型抗癫痫药物,奥卡西平、托吡酯、拉莫三嗪、左乙拉西坦、加巴喷丁、普瑞巴林、唑尼沙胺、拉考沙胺等。故68题选C。

[76~78]解析:转复房颤的药物有胺碘酮、普罗帕酮、伊布利特等。故76题选A。钙通道阻滞剂(CCB)尤其适用于老年高血压、单纯收缩期高血压伴稳定性心绞痛、冠状动脉或颈动脉粥样硬化及周围血管病患者。故77题选E。利尿剂尤其适用于老年高血压、单纯收缩期高血压或伴心力衰竭患者,也是难治性高血压的基础药物之一。故78题选D。

[81~82]解析:热衰竭症状包括:眩晕、头痛、恶心、呕吐、大量出汗、脸色苍白、极度虚弱或疲倦、肌肉痉挛、晕厥,通常片刻后立即清醒。故81题选C。热射病的表现多样,可能包括:头晕;搏动性头痛;恶心;极高的体温(口腔体温大于39.5℃);皮肤红、热,且干燥无汗;怕冷;快速、沉重的脉搏;意识模糊;口齿不清;不省人事。故82题选D。

[83~85]解析:阿司匹林对血小板聚集的抑制作用是通过抑制血小板的前列腺素环氧酶从而防止血栓烷A_2的生成而起作用(TXA_2可促使血小板聚集),此作用为不可逆性,可能增加出血危险。故83题选C。贝诺酯为对乙酰氨基酚与阿司匹林的酯化物,通过抑制前列腺素的合成而产生镇痛、抗炎和解热作用。故84题选B。布洛芬对胃肠道的刺激小,不良反应的总发生率较低,在各种非甾体抗炎药中属耐受性最好的一种。故85题选A。

[89~90]解析:鼻黏膜血管收缩药的作用有减轻鼻窦、鼻腔黏膜血管充血,解除鼻塞症状,有助于保持咽鼓管和窦口通畅,例如伪麻黄碱。故89题选A。抗过敏药组胺拮抗剂可使下呼吸道的分泌物干燥和变稠,减少打喷嚏和鼻溢液,同时具有轻微的镇静作用,如氯苯那敏(扑尔敏)和苯海拉明等。故90题选E。

92.解析:药品的剂量、规格、数量、单位等书写不规范或不清楚应当判定为不规范处方。故本题选C。

93.解析:硫酸镁静脉注射可用于治疗先兆子痫,而口服用于导泻,外用湿敷则消肿。因此药师应掌握各种剂型及不同给药途径的特点,正确审核处方。故本题选E。

94.解析:推荐姑息治疗用于缓解癌症疼痛的基本药品目录如下。轻度、中度疼痛:对乙酰氨基酚,布洛芬,双氯芬酸,曲马多,可待因;中度、重度疼痛:吗啡(即释剂或缓释剂),芬太尼(透皮贴剂),羟考酮,美沙酮(即释剂);神经病理性疼痛:阿米替林,卡马西平,地塞米松,加巴喷丁;内脏疼痛:丁溴酸东莨菪碱。故本题选C。

95.解析:阿片类止痛药物过量,可能引起昏迷和呼吸抑制,心率、血压下降,针尖样瞳孔,应进行心电监护与气道保护,并可给予纳洛酮每2~3分钟静脉推注一次,总量小于4mg(10支)。故本题选E。

109.解析:若PID患者一般情况差,病情严重,伴有发热、恶心、呕吐;或有盆腔腹膜炎;或输卵管-卵巢脓肿;或门诊治疗无效;或不能耐受口服抗菌药物;或诊断不清,均应住院给予以抗菌药物为主的综合治疗。故本题选D。

110.解析:抗菌药物治疗给药途径以静脉滴注起效快。常用方案:头孢替坦2g,静脉滴注,每12小时1次;或头孢曲松1g,静脉滴注,每24小时1次。氧氟沙星0.4g,每12小时1次,静脉滴注;氨苄西林-舒巴坦3g,静脉滴注,每6小时1次。故本题选E。

111.解析:药学服务的对象是广大公众,包括患者及其家属、医护人员和卫生工作者、药品消费者和健康人群。故本题选ABCDE。

113.解析:骨性关节炎(OA)为以关节软骨退行性病变及继发性骨质增生为主要改变的慢性关节疾病。好发于膝、髋、手、足、脊柱等负重或活动较多的关节。病理可见滑膜增生、关节积液、软骨破坏及软骨-骨交界面骨质增生。多见于中老年人,影响日常活动功能,也影响多种慢性病的管控。临床表现为反复发作的关节疼痛、肿大、僵硬(晨僵时间一般不超过30分钟)和进行性的关节活动受限,伴有韧带稳定性下降及肌肉萎缩。故本题选ABCD。

114.解析:注射胰岛素时的注意事项:①每次注射时应变换注射部位,两次注射点要间隔2cm,以确保胰岛素稳定吸收,同时防止发生皮下脂肪营养不良。②未开启的胰岛素应冷藏保存,冷冻后的胰岛素不可再应用。③使用中的胰岛素笔芯不宜冷藏,可与胰岛素笔一起使用或随身携带,在室温下最长可保存 4 ~ 6 周(以各种胰岛素制剂的药品说明书有关内容为准)。故本题选 ABDE。

118. 解析:超重、肥胖可致结直肠癌、乳腺癌、子宫内膜癌和肾癌患病风险增高。故本题选 ABDE。

119. 解析:孕妇急性肾盂肾炎应静脉滴注抗菌药物治疗,可用半合成广谱青霉素或第三代头孢菌素。故本题选 BD。

押题秘卷(三)答案

1. C	2. A	3. E	4. C	5. E	6. E	7. D	8. E	9. B	10. A
11. B	12. E	13. D	14. A	15. E	16. B	17. A	18. D	19. E	20. E
21. C	22. B	23. E	24. C	25. E	26. A	27. B	28. B	29. D	30. E
31. D	32. E	33. C	34. C	35. C	36. A	37. C	38. C	39. D	40. B
41. B	42. A	43. E	44. A	45. E	46. D	47. B	48. A	49. D	50. D
51. E	52. B	53. B	54. C	55. D	56. A	57. C	58. E	59. D	60. E
61. D	62. E	63. C	64. B	65. C	66. B	67. E	68. A	69. C	70. D
71. E	72. C	73. A	74. B	75. E	76. D	77. D	78. B	79. A	80. C
81. A	82. D	83. A	84. E	85. A	86. B	87. C	88. B	89. A	90. C
91. C	92. A	93. D	94. A	95. D	96. B	97. B	98. D	99. B	100. E
101. B	102. D	103. B	104. B	105. D	106. D	107. B	108. C	109. A	110. A

111. ABDE	112. ABCDE	113. BDE	114. ABDE	115. ABC
116. BCD	117. ABDE	118. BCDE	119. BE	120. CDE

押题秘卷(三)解析

1. 解析:药学服务是药师应用药学专业知识向公众(包括医护人员、患者及家属)提供直接的、负责任的、与用药相关的服务,以期提高药物治疗的安全、有效、经济和适宜性,改善和提高人类生活质量。故本题选 C。

7. 解析:大多数中毒患者为口服摄入,排毒最直接的方法是催吐、洗胃。对神志清醒的患者,只要胃内尚有毒物,均应采取催吐、洗胃的方法以清除胃内毒物。故本题选 D。

8. 解析:对于合并有高血压的患者,必须在降压治疗的同时注意血尿酸水平,特别是联合使用利尿剂时,必要时可选择兼具降压和降尿酸作用的血管紧张素Ⅱ受体阻滞剂(氯沙坦)。故本题选 E。

9. 解析:奥美拉唑会导致维生素 B_{12} 和维生素 C 吸收下降,增加感染风险,便秘。对氨基水杨酸、二甲双胍、秋水仙碱和苯乙双胍等可影响维生素 B_{12} 吸收。故本题选 B。

11. 解析:促胃动力药如甲氧氯普胺、多潘立酮、莫沙必利适宜餐前吃,以利于促进胃蠕动和食物向下排空,帮助消化。故本题选 B。

12. 解析:非甾体类抗炎药抑制肾脏的环氧酶,从而使前列腺素合成障碍,遂引起多种肾损害,如肾小球滤过率下降、急性肾衰竭、钠潴留或尿潴留等。含有马兜铃酸的中药引致肾损害的主要特点是肾间质纤维化,从而可引起急、慢性肾小管间质性病变,可表现为急、慢性肾衰竭。故本题选 E。

13. 解析:维生素 D 中毒后处理方式为立即停止维生素 D 及其强化食品和钙剂,停饮牛奶改豆浆。泼尼松 2mg/(kg · d) ,口服;降钙素 50 ~ 100U/d,肌注,或者用双膦酸盐。补充水分。日光疗法光照可以使皮肤维生素 D 合成增加,促进骨钙沉着。故本题选 D。

16. 解析:可导致心脏毒性的药物主要有蒽环类。蒽环类药物引起的心脏毒性呈剂量累积性,且具有个体差异,分为:①急性心脏毒性,主要表现为窦性心动过速、心律失常、传导阻滞等。②迟发性心脏毒性,主要表现为充血性心力衰竭、心肌细胞肿胀和变性等。曲妥珠单抗诱导的心脏毒性主要表现为无症状性的左心室射血分数(LVEF)降低、心动过速、心悸、呼吸困难、胸痛和充血性心力衰竭,不具有剂量依赖性,停药后常可逆转。故本题选 B。

17. 解析:第一阶梯:非阿片类药物,多指 NSAIDs,对轻度疼痛疗效肯定,并可以增强第二、三阶梯药物的效果,具有“封顶效应”(天花板效应)。当疼痛得不到缓解时,不宜换用另一种 NSAIDs,应该直接升到第二阶梯药物。故本题选 A。

18. 解析:艾滋病急性期大多数患者临床症状轻微,持续 1 ~ 3 周后缓解。临床表现以发热最为常见,可伴有咽痛、盗汗、恶心、呕吐、腹泻、皮疹、关节疼痛、淋巴结肿大及神经系统症状。故本题选 D。

19. 解析:单纯疱疹是由人单纯疱疹病毒(HSV)感染所引起的一组以皮肤改变为主的常见传染病。其临床特征为皮肤、黏膜成簇出现单房性水疱,主要发生于面部或生殖器,全身症状轻,易于复发。故本题选 E。

22. 解析:对缺血性脑卒中发病 3 小时内和 3 ~ 4.5 小时的患者,应按照适应证和禁忌证严格筛选,尽快静脉 tA - PA 溶栓治疗;发病在 6 小时内,可根据适应证和禁忌证标准严格选择患者,给予尿激酶静脉溶栓;患者在接受静脉溶栓治疗后尚需抗血小板或抗凝治疗但应推迟到溶栓 24 小时后开始;血小板计数小于 $100 \times 10^9/L$ 为静脉溶栓的禁忌证,应禁止使用溶栓药。故本题选 B。

23. 解析:静脉注射治疗缺铁性贫血的铁剂有右旋糖酐铁和蔗糖铁,注射铁剂治疗可导致注射部位疼痛、局部淋巴结肿痛,可引起低血压、心动过速、肌肉疼痛、荨麻疹等不良反应,严重者可致过敏性休克。故本题选 E。

24. 解析:巨幼细胞贫血有神经精神症状,主要见于维生素 B_{12} 缺乏。缺铁性贫血患者皮肤黏膜苍白、乏力、耳鸣、眼花、口角炎、舌炎、毛发干燥脱落、指甲扁平、异食癖等。故本题选 C。

25. 解析:急性膀胱炎短疗程疗法可选用磺胺

类、喹诺酮类、半合成青霉素类或头孢菌素类等抗菌药物,任选一种药物连用3天,约90%的患者可治愈。故本题选E。

26. 解析:米索前列醇常见不良反应为腹泻、腹痛,呈剂量依赖性,通常发生在治疗早期,一般呈自限性,可通过与食物同服减轻。故本题选A。

28. 解析:胆石症的患者教育:①预防:低脂、低胆固醇饮食,增加膳食纤维的摄入。肥胖者要控制体重,避免快速减重和不吃早餐。②不针对胆石症或慢性胆囊炎长期服用中药或溶石药物。有消化不良症状应进行鉴别诊断,并先按胃病对症处理,多数患者症状可以缓解。有右上腹胀也可能是由脂肪肝所致。③除非有明确的细菌感染指征,如发热、中性粒细胞增高,不要随意应用抗菌药物。④绝大多数胆石症患者不需手术,除非发生胆绞痛等排石表现。有具体情况建议咨询专科医生。故本题选B。

30. 解析:抗结核药物治疗期间如出现轻微不良反应(如胃肠道反应和关节痛等),可在医生观察指导下继续用药。如不良反应较重,应及时就诊,经临床观察决定是否停用导致不良反应的药品。故本题选E。

31. 解析:滴虫阴道炎是由阴道毛滴虫感染引起,以性传播为主,亦可通过公共浴池及共用浴盆、浴巾、坐式便器等间接传播。故本题选D。

32. 解析:盆腔炎性疾病病原体有外源性及内源性两个来源,通常为混合性感染,可能是外源性的衣原体或淋病奈瑟球菌感染造成输卵管损伤后容易继发内源性需氧菌及厌氧菌感染。故本题选E。

34. 解析:普罗布考通过渗入LDL颗粒核心中,影响脂蛋白代谢,使LDL易通过非受体途径被清除,主要用于高胆固醇血症,尤其是纯合子型家族性高胆固醇血症(HoFH)及黄色瘤患者。故本题选C。

36. 解析:对乙酰氨基酚的用法用量为儿童按体重一次10~15mg/kg,或按体表面积一日1.5g/m^2,每隔4~6小时重复用药1次,每日小于4次,用药不超过3天。故本题选A。

37. 解析:氯霉素严重的不良反应有①最严重的是可逆性骨髓抑制,与用药剂量及疗程有关,常见于血药浓度超25μg/mL的患者。表现为贫血,或伴白细胞和血小板减少等。②再生障碍性贫血罕见,表现有血小板减少引起的出血倾向,并发瘀血、瘀斑和鼻出血等,以及由粒细胞减少所致感染,如高热、咽痛、黄疸等。③灰婴综合症。④肝毒性。故本题选C。

39. 解析:根据咳嗽发作时间进行药物治疗,对白天咳嗽宜选用苯丙哌林;对夜间咳嗽宜选用右美沙芬,其镇咳作用显著,服后10~30分钟起效,有效作用时间为5~6小时,大剂量一次30mg时有效时间可长达8~12小时,比相同剂量可待因作用时间长,故能抑制夜间咳嗽以保证睡眠。故本题选D。

40. 解析:《国家非处方药目录》收载的助消化药的活性成分和制剂有:干酵母(酵母片)、乳酶生、胰酶(或多酶片)、胃蛋白酶、复合消化酶胶囊、龙胆碳酸氢钠、地衣芽孢杆菌活菌胶囊、复合乳酸菌胶囊、双歧三联杆菌胶囊、多潘立酮。莫沙必利是治疗餐后不适综合征所致消化不良的处方药。故本题选B。

[41~43]解析:二级信息中索引或文摘服务所提供信息量有限,因此想获得更全面的信息只使用一个检索工具是不够的。故41题选B。一级信息中如果是单一临床试验得到的信息,其结果或结论有可能错误,可能会误导读者。故42题选A。从互联网上虽可以方便获取许多药物信息,但是这些信息良莠不齐,质量差别很大。故43题选E。

[50~52]解析:在动物生殖试验中并未显示对胎儿的危险,副反应在早孕妇女中并不能肯定其不良反应。如青霉素、头孢曲松钠、克林霉素等抗菌药物,降糖药阿卡波糖,解热镇痛药对乙酰氨基酚,消化系统用药法莫替丁等均属于B级。故50题选D。对人类胎儿的危险有肯定的证据,仅在对孕妇肯定有利时,方予应用。伏立康唑、妥布霉素、链霉素、甲巯咪唑、缬沙坦、氨氯地平片、卡马西平属于D级,降压药卡托普利、依那普利、美托洛尔在妊娠中晚期使用时亦属此类。故51题选E。在早期妊娠妇女中未显示对胎儿有危险,如各种水溶性维生素,正常剂量的脂溶性维生素A、维生素D,枸橼酸钾,氯化钾等均属于A级。故52题选B。

[64～65]解析:环磷酰胺和异环磷酰胺可引起出血性膀胱炎,表现为尿频、排尿困难等尿道刺激症状,继而出现血尿,异环磷酰胺引起出血性膀胱炎的风险更高。故64题选B。多靶点酪氨酸激酶抑制剂如伊马替尼可导致急、慢性肾损伤及蛋白尿等。故65题选C。

[71～72]解析:熊去氧胆酸适用于不宜手术治疗、胆囊有收缩功能、直径较小的胆固醇结石患者。故71题选E。消炎利胆片具有清热、祛湿、利胆的药理效应,适用于急性胆囊炎恢复期。故72题选C。

[73～76]解析:短效β_2受体激动剂是治疗哮喘急性发作的首选药物。故73题选A。白三烯受体阻滞剂是通过调节白三烯的生物活性而发挥抗炎作用,同时可以舒张支气管平滑肌,可作为轻度哮喘糖皮质激素的替代治疗药物和中至重度哮喘的联合治疗用药,尤其适用于阿司匹林哮喘、运动性哮喘和伴有过敏性鼻炎哮喘患者的治疗。故74题选B。短效抗胆碱药主要用于哮喘急性发作的治疗,多与β_2受体激动剂联合应用,尤其适用于夜间哮喘及痰多的患者。故75题选E。茶碱静脉注射速度过快可引起严重反应,甚至死亡。故76题选D。

[77～78]解析:β受体阻滞剂尤其适用于伴快速心律失常、冠心病心绞痛、慢性心力衰竭、交感神经活性增高及高动力状态的高血压患者。故77题选D。ARB尤其适用于伴左心室肥厚、心力衰竭、糖尿病肾病、冠心病、代谢综合征及不能耐受ACEI的患者。故78题选B。

[79～80]解析:曲美他嗪能阻断长链3－酮酯酰－CoA硫解酶,抑制脂肪酸的β氧化,从而促进葡萄糖的氧化供能,改善心肌缺血及左心功能,缓解心绞痛。故79题选A。尼可地尔是一种ATP敏感的钾通道开放剂,适合有微循环障碍的女性冠心病患者(X综合征)。故80题选C。

91. 解析:甲亢的临床表现是不同程度的甲状腺肿大和突眼等特征性体征,多食、消瘦、畏热、多汗、心悸、易激动等。故本题选C。

92. 解析:ATD治疗适用于病情轻、甲状腺轻至中度肿大的甲亢患者,年龄在20岁以下、妊娠甲亢、年老体弱或合并严重心肝肾疾病而不能耐受手术者均宜采用药物治疗。故本题选A。

93. 解析:丙硫氧嘧啶的不良反应包括皮疹、胃肠道反应、关节痛、氨基转移酶升高、肝炎、粒细胞缺乏。故本题选D。

94. 解析:痛风性关节炎急性发作期的临床表现为关节出现红、肿、热、痛和功能障碍,疼痛剧烈,常于24小时内发展至高峰,第一跖趾关节为最常见发作部位,约占半数,患者血尿酸水平升高。故本题选A。

100. 解析:膀胱炎约占尿路感染的60%以上;致病菌多为大肠埃希菌,约占75%。主要表现为尿频、尿急、尿痛、排尿不适、下腹痛和排尿困难。尿液常浑浊并有异味,约30%可出现血尿。一般无全身感染症状,少数患者出现腰痛、发热,但体温常不超过38.0℃。故本题选E。

101. 解析:膀胱炎患者治疗,短程疗法可选用磺胺类、喹诺酮类、半合成青霉素类或头孢菌素类等抗菌药物,任选一种药物连用3天,约90%的患者可治愈。停服抗菌药物7天后,需进行尿细菌定量培养,如结果阴性,表示急性细菌性膀胱炎已治愈;如仍有菌尿,应继续给予2周抗菌药物治疗。故本题选B。

103. 解析:PPI可产生显著而持久的抑酸效果,是GERD治疗的首选药物。PPI包括奥美拉唑、兰索拉唑、泮托拉唑、雷贝拉唑、艾司奥美拉唑。故本题选B。

104. 解析:服药时间影响PPI的最佳药效,每天1次服药的时间应为早餐前0.5～1小时。故本题选B。

108. 解析:1级:$FEV_1 \geq 80\%$预计值;2级:$50\% \leq FEV_1 < 80\%$预计值;3级:$30\% \leq FEV_1 < 50\%$预计值;4级:$FEV_1 < 30\%$预计值。故本题选C。

109. 解析:宫内节育器(IUD)是一种放置在子宫腔内,能达到避孕目的的器具,具有安全、有效、简便、经济、长效和可逆等特点,曾为我国育龄期女性的主要避孕措施。故本题选A。

110. 解析:IUD的避孕机制主要是局部对异物的组织反应而影响受精卵着床,而活性物质还可通过对子宫内膜的局部作用及对精子、胚胎的毒性作用以提高避孕效果。故本题选 A。

111. 解析:药师与患者沟通应注意:准确介绍自己,说明来意取得患者同意后开始提问;明确交流的目的,药师要能够把握谈话的主题与深度开始交流时,多用开放性问题;认真倾听,尊重对方,尽可能减少环境中其他容易转移注意力的事情如噪音、手机铃声等;避免使用专业的医学术语;注意控制谈话时间。故本题选 ABDE。

116. 解析:头孢菌素类过敏者,针对革兰阳性菌可用万古霉素、去甲万古霉素、克林霉素;针对革兰阴性杆菌可用氨曲南、磷霉素或氨基糖苷类。故本题选 BCD。

117. 解析:制定抗肿瘤个体化药物治疗方案时,应选择肿瘤敏感药物;联合应用毒副作用不同的药物;联合应用时相特异性和非特异性药物;考虑到患者的个体差异。故本题选 ABDE。

押题秘卷(四)答案

1. E	2. A	3. D	4. E	5. D	6. B	7. B	8. C	9. E	10. C
11. E	12. D	13. B	14. B	15. D	16. B	17. C	18. A	19. C	20. C
21. D	22. B	23. A	24. E	25. B	26. C	27. D	28. E	29. B	30. D
31. C	32. C	33. C	34. E	35. C	36. C	37. C	38. B	39. D	40. E
41. E	42. C	43. B	44. C	45. B	46. E	47. D	48. A	49. D	50. B
51. E	52. A	53. B	54. C	55. B	56. C	57. D	58. A	59. D	60. C
61. B	62. E	63. D	64. A	65. C	66. D	67. B	68. C	69. E	70. A
71. B	72. C	73. D	74. A	75. E	76. B	77. A	78. E	79. D	80. B
81. D	82. B	83. D	84. C	85. C	86. D	87. E	88. A	89. A	90. C
91. C	92. A	93. D	94. A	95. A	96. A	97. E	98. D	99. A	100. B
101. C	102. D	103. E	104. E	105. D	106. C	107. B	108. B	109. A	110. C

111. ADE	112. ABCDE	113. ABCDE	114. ABCD	115. ABCDE
116. ABCDE	117. ABCDE	118. ADE	119. ABCDE	120. ABCDE

押题秘卷(四)解析

6. 解析:洗胃液量太小,洗胃次数增加,耽误抢救;洗胃液量太大,容易受压力影响,造成洗胃液进入肠道,加快毒物的肠道吸收。因此每次灌入的洗胃液量最多不能超过500mL,以300~400mL为宜。故本题选B。

7. 解析:医用几丁糖可促进软骨细胞外基质合成,降低炎症反应,调节软骨细胞代谢;适用于早、中期患者,每一疗程注射2~3次,每年1~2个疗程。故本题选B。

8. 解析:NSAIDs治疗无效或不耐受的骨性关节炎患者,可选用阿片类止痛药物吗啡或对乙酰氨基酚与阿片类的复合制剂。故本题选C。

12. 解析:老年人体内总含水量下降而脂肪成分增加,脂溶性药物(如胺碘酮、地西泮、替考拉宁和维拉帕米等)随年龄增加,分布容积增加,相应的药物半衰期延长,连续用药可以引起药物的蓄积。故本题选D。

13. 解析:细胞增殖早期大约为受精后18天左右,此阶段,胚胎的所有细胞尚未进行分化,细胞的功能活力也相等,对药物无选择性的表现,致畸作用无特异性地影响细胞,其结果为胚胎死亡、流产或存活发育成正常个体,因此在受精后半个月以内几乎见不到药物的致畸作用。故本题选B。

16. 解析:糖化血红蛋白为葡萄糖与红细胞中血红蛋白的结合物,测定糖化血红蛋白和血红蛋白的百分率能客观反映测定前3个月内的平均血糖水平。故本题选B。

17. 解析:奶类含钙、蛋白质等,可维持骨骼和牙齿的需求;肉类、家禽、水产、蛋类、豆类及豆制品等,含丰富的蛋白质,可促进人体新陈代谢,增强免疫力。故本题选C。

18. 解析:具有明显肝损害的药物主要有环磷酰胺、亚硝脲类药物,如卡莫司汀、阿糖胞苷及依托泊苷。故本题选A。

19. 解析:第三阶梯:强阿片类药物,以吗啡为代表,药物种类及剂型多样,合理使用将使90%以上的中至重度疼痛患者减轻症状,无"封顶效应"。主要药物有吗啡(包括多种剂型,如注射剂与即释、缓释口服剂)、芬太尼(透皮贴剂)、美沙酮、哌替啶、二氢埃托啡、羟考酮。故本题选C。

20. 解析:抗炎保肝类药物包括维生素及辅酶类(水溶性维生素、辅酶A)、保肝降酶类(多烯磷脂酰胆碱、复方甘草酸苷)、解毒保肝类(谷胱甘肽、葡醛内酯)。故本题选C。

21. 解析:血清HBsAg阳性、HBeAg阴性、抗-HBe阳性或阴性,HBV DNA低于检测下限,1年内连续随访3次以上,每次至少间隔3个月,ALT和AST均在正常范围。肝组织病理学检查显示组织学活动指数(HAI)评分小于4或根据其他的半定量计分系统判定病变轻微。故本题选D。

23. 口服避孕药有增加血栓形成风险,从而增加缺血性脑卒中发作风险。阿司匹林、银杏叶制剂的不良反应是出血倾向,会降低缺血性脑卒中发作风险。故本题选A。

24. 解析:慢性贫血的耐受性个体差异很大,早期可无自觉症状,仅表现为化验指标异常;如血红蛋白进一步下降,患者会出现贫血症状,如皮肤黏膜苍白、乏力、困倦、头晕、头痛、耳鸣、眼花、心悸、气短等。故本题选E。

25. 解析:口服铁剂尽管空腹服用吸收较好,但其胃肠反应(胃灼热感、恶心、上腹不适和腹泻等)常使患者不能耐受,因此建议在餐后服用,可有较好的耐受性与依从性。故本题选B。

28. 解析:医院获得性肺炎治疗药物常用第二、三代头孢菌素,β-内酰胺类/β-内酰胺酶抑制剂,氟喹诺酮类或碳青霉烯类。头孢克洛为第二代头孢菌素。故本题选E。

29. 解析:COPD稳定期应规律应用β_2受体激动剂、抗胆碱能药物等支气管舒张剂。$FEV_1 < 50\%$预计值且有临床症状及反复加重的COPD患者可长期规律吸入激素,并推荐联合应用β_2受体激动剂为宜;稳定期不主张应用口服或静脉激素。故本题

选 B。

34. 解析:以二氢吡啶类钙通道阻滞剂为基础的降压治疗方案可显著降低高血压患者脑卒中风险。此类药物尤其适用于老年性高血压、单纯收缩期高血压,以及伴稳定型心绞痛、冠状动脉或颈动脉粥样硬化与周围血管病患者。故本题选 E。

[41 ~ 42]解析:重量比体积百分浓度[%(g/mL)] = 溶质重量(g)/溶液体积(mL) × 100%。12.5/250 × 100% = 5%。故 41 题选 E。溶质为 10% 的氯化钠注射液 9mL,故溶质的体积 = 9mL × 10% = 0.9mL,所以体积比百分浓度[%(mL/mL)] = 0.9/90 × 100% = 1%。故 42 题选 C。

[45 ~ 47]解析:瘦肉精中毒:①轻度中毒停止饮食,平卧,多饮水,静卧后可好转。②重度中毒催吐、洗胃、导泻;监测血钾,适量补钾;口服或静脉滴注 β 受体阻滞剂如普萘洛尔、美托洛尔、艾司洛尔等。故 45 题选 B。香豆素类杀鼠药中毒特效解毒剂:静脉滴注维生素 K_1 10 ~ 30mg,一日 1 ~ 3 次;亦可先静脉注射维生素 K_1 50mg,然后改为 10 ~ 20mg 肌内注射,一日 1 ~ 4 次。严重出血时每日总量可用至 300mg。维生素 K_3、维生素 K_4 无效。其他措施:大剂量维生素 C 可降低血管的通透性,促进止血。出血严重者可输注新鲜全血治疗。故 46 题选 E。氟乙酰胺中毒特效解毒剂:乙酰胺(解氟灵)肌内注射,一次 2.5 ~ 5g,一日 2 ~ 4 次;或一日 0.1 ~ 0.3g/kg,分 2 ~ 4 次注射。一般连续注射 5 ~ 7 日,危重病例一次可给予 5 ~ 10g,一般连用 7 日。乙酰胺剂量过大时可出现血尿,宜减量并加用肾上腺糖皮质激素。没有乙酰胺时可以使用无水乙醇 5mL 溶解于 10% 葡萄糖注射液 100mL 中静脉滴注,每日 2 ~ 4 次。故 47 题选 D。

[48 ~ 49]解析:三餐前即刻使用的胰岛素是超短效胰岛素,包括门冬胰岛素和赖脯胰岛素。故 48 题选 A。抢救糖尿病酮症酸中毒和高血糖高渗性昏迷需要使用普通胰岛素,普通胰岛素可以静脉注射。故 49 题选 D。

[50 ~ 51]解析:在安宁疗护阶段,主要是恰当的对症治疗,而一些用于一级预防和对因治疗的药物不会让患者获益,可以停用,遵循的是受益原则。故 50 题选 B。共病老年患者需要建立用药清单,定期进行药物核查和药物重整,尤其当病情变化、转诊或住院时,遵循的是连续管理原则。故 51 题选 E。

[65 ~ 66]解析:α 肾上腺素受体阻滞剂通过抑制前列腺和膀胱颈部平滑肌表面的肾上腺素能受体(主要是 α_{1A} 和 α_{1D}),减轻前列腺张力和膀胱出口梗阻,达到减轻症状的目的。坦索罗辛属于高选择性 α_{1A} 受体阻滞剂。故 65 题选 C。5α 还原酶抑制剂特异性抑制Ⅱ型 5α 还原酶而发挥作用,抑制前列腺内双氢睾酮水平,达到降低雄激素水平、缩小前列腺体积并提高最大尿流率的作用。代表药物如非那雄胺、度他雄胺。故 66 题选 D。

[69 ~ 70]解析:巴比妥类镇静催眠药急性中毒时中枢神经系统症状:①轻度中毒时,有头胀、眩晕、头痛、语言迟钝、动作不协调、嗜睡、感觉障碍、瞳孔缩小或扩大、血压下降、恶心、呕吐等。故 69 题选 E。②重度中毒:可有一段兴奋期,患者可发生狂躁、谵妄、幻觉、惊厥、瞳孔扩大(有时缩小)、全身反应弛缓,角膜、咽、腱反射均消失,瞳孔对光反射存在,昏迷逐渐加深。故 70 题选 A。

[76 ~ 79]解析:单雌激素补充方案适用于子宫已切除的妇女,通常连续应用。故 76 题选 B。单孕激素补充方案适用于绝经过渡期早期,调整卵巢功能衰退过程中出现的月经问题。故 77 题选 A。雌、孕激素序贯方案适用于有完整子宫、围绝经期或绝经后仍希望有月经样出血的妇女。故 78 题选 E。雌、孕激素连续联合方案适用于有完整子宫、绝经后不希望有月经样出血的妇女。故 79 题选 D。

[80 ~ 81]解析:对伴有明显左心室肥大、心力衰竭、冠心病的患者,胺碘酮作为首选药物。故 80 题选 B。索他洛尔转复房颤的疗效差,但预防房颤复发的作用与普罗帕酮相当。对合并哮喘、心力衰竭、肾功能不全或 Q – T 间期延长的患者应避免使用。故 81 题选 D。

[82 ~ 84]解析:对呼吸道有大量痰液并阻塞呼吸道,引起气急、窒息者,可及时应用司坦类黏液调节剂如羧甲司坦或祛痰剂氨溴索,以降低痰液黏度,使痰液易于排出。故 82 题选 B。喷托维林属于

非依赖性中枢镇咳药,镇咳作用强度为可待因的1/3,咳嗽较弱者选用。故83题选D。苯丙哌林为非麻醉性镇咳剂,其作用是可待因的2～4倍。可抑制外周传入神经,亦可部分抑制咳嗽中枢,适用于刺激性干咳或剧烈阵咳。故84题选C。

[87～88]解析:中、小剂量糖皮质激素具有抗炎作用,适用于重度炎症性痤疮的早期治疗。故87题选E。女性痤疮患者伴月经前期明显加重的痤疮宜选用抗雄激素药物,常用抗雄激素药物主要包括雌激素、孕激素、螺内酯等。故88题选A。

[89～90]解析:对患有良性前列腺增生症的老年男性可能引起尿潴留,给药时应予注意。故89题选A。多数抗过敏药具有轻重不同的抗胆碱作用,对闭角型青光眼者可引起眼压增高。故90题选C。

92.解析:医师用药咨询中提高药物治疗效果方面包括了新药信息、合理用药信息(特别是抗菌药物的使用方面)、治疗药物监测三个内容。故本题选A。

93.解析:鉴于护理工作在于执行医嘱、实施药物治疗(注射给药和口服用药),护士需要更多地获得有关口服药物剂量、用法,注射药物配制溶剂、稀释容积与浓度、静滴速度、输液药物的稳定性和配伍禁忌等信息。故本题选D。

98.解析:推荐姑息治疗用于缓解癌症疼痛,轻度、中度疼痛:对乙酰氨基酚、布洛芬、双氯芬酸、曲马多、可待因。故本题选D。

99.解析:强阿片类药物,以吗啡为代表,药物种类及剂型多样,合理使用将使90%以上的中至重度疼痛患者减轻症状,无“封顶效应”。主要药物有吗啡(包括多种剂型,如注射剂与即释、缓释口服剂)、芬太尼(透皮贴剂)、美沙酮、哌替啶、二氢埃托啡、羟考酮。故本题选A。

103.解析:5α还原酶抑制剂(代表药物非那雄胺、度他雄胺)特异性抑制Ⅱ型5α还原酶而发挥作用,抑制前列腺内双氢睾酮水平,达到降低雄激素水平、缩小前列腺体积并提高最大尿流率的作用。主要适用于伴有前列腺体积增大的BPH患者,可减少急性尿潴留发生风险。故本题选E。

104.解析:抗胆碱药物是主要作用于M_2受体和M_3受体的阻滞剂,严重胃肠动力障碍、重症肌无力、闭角型青光眼、正在使用酮康唑等强效CYP3A4抑制剂的重度肾功能不全和/或肝功能障碍患者禁用该类药物。应用度他雄胺时无此项禁用要求。故本题选E。

109.解析:非甾体抗炎药是首选,该类药物有效率可达80%,超过70%的病例可以很好地缓解症状。故本题选A。

110.解析:不推荐使用非甾体抗炎药的情况有曾有阿司匹林过敏反应的患者;禁用于有活动性消化道溃疡或出血的患者;哮喘患者应谨慎使用,因这类患者对非甾体抗炎药更敏感,可能会引发哮喘症状恶化;高血压患者需进行监测;关注非甾体抗炎药潜在的药物相互作用,如与选择性5-羟色胺再摄取抑制剂(SSRIs)或文拉法辛合用增加出血风险。故本题选C。

111.解析:三级信息的优点:①对一个具体问题提供的信息简明扼要。②内容广泛,使用方便。③有的还提供疾病与药物治疗的基础知识。故本题选ADE。

113.解析:口服双膦酸盐应于早晨空腹给药。为避免对食管和胃的刺激,建议用足量水送服,服药时保持上身直立的坐位或站位,服后30分钟内不宜进食和卧床,不宜饮牛奶、咖啡、茶、矿泉水、果汁和含钙饮料。如在药疗过程中发生咽痛、吞咽疼痛和胸痛,应及时治疗。故本题选ABCDE。

117.解析:抗肿瘤药物引起的胃肠道不良反应可选的止吐药物主要有多巴胺受体阻滞剂(如甲氧氯普胺)、$5-HT_3$受体阻滞剂(如昂丹司琼、托烷司琼和帕洛诺司琼等)、皮质类固醇(如地塞米松)、抗胆碱药和抗组胺药(如苯海拉明)及NK-1受体阻滞剂(如阿瑞匹坦)等。故本题选ABCDE。

118.解析:带状疱疹是由长期潜伏在脊髓后根神经节或脑神经节神经元内的水痘-带状疱疹病毒(VZV)经再激活引起的感染性皮肤病。带状疱疹是皮肤科常见病,除皮肤损害外,常伴有神经病理性疼痛,多发生在年龄较大、免疫抑制或免疫缺陷的人群中,严重影响患者生活质量。疱疹多见于抵抗力低下的人群,如儿童和老年人。由水痘-带状疱疹病毒感染所致,临床特征为沿神经分布的簇集性疱疹,伴显著神经痛。故本题选 ADE。

119. 解析:若患者突然出现以下任一症状时应考虑脑卒中的可能:①一侧肢体(伴或不伴面部)无力或麻木。②一侧面部麻木或口角歪斜。③说话不清或理解语言困难。④双眼向一侧凝视。⑤单眼或双眼视力丧失或视物模糊。⑥眩晕伴呕吐。⑦既往少见的严重头痛、呕吐。⑧意识障碍或抽搐。故本题选 ABCDE。

押题秘卷(五)答案

1. C	2. B	3. B	4. B	5. D	6. D	7. D	8. C	9. A	10. D
11. D	12. A	13. B	14. E	15. B	16. E	17. C	18. E	19. A	20. B
21. D	22. C	23. E	24. C	25. C	26. C	27. B	28. D	29. E	30. A
31. A	32. D	33. D	34. E	35. D	36. B	37. A	38. D	39. D	40. E
41. A	42. D	43. A	44. C	45. C	46. E	47. A	48. B	49. C	50. D
51. E	52. A	53. C	54. A	55. E	56. A	57. B	58. D	59. C	60. A
61. D	62. C	63. D	64. B	65. A	66. C	67. A	68. E	69. B	70. D
71. C	72. E	73. B	74. C	75. D	76. E	77. B	78. C	79. C	80. E
81. C	82. A	83. A	84. C	85. E	86. D	87. B	88. D	89. B	90. E
91. B	92. B	93. E	94. E	95. E	96. A	97. D	98. D	99. A	100. D
101. C	102. E	103. C	104. B	105. D	106. E	107. C	108. C	109. E	110. D

111. ABCDE	112. AE	113. ABCDE	114. BDE	115. ACD
116. ACE	117. ACDE	118. ACDE	119. ABDE	120. ABCE

押题秘卷(五)解析

2. 解析:氯化钾注射液切忌直接静脉注射,于临用前稀释,否则不仅引起剧痛,甚至可引发心脏停搏。故本题选B。

3. 解析:新癀片含有西药成分吲哚美辛;脉君安片含有西药成分氢氯噻嗪;消渴丸含有西药成分格列本脲;珍菊降压片含有西药成分氢氯噻嗪;曲克芦丁片用于闭塞性脑血管病、中心视网膜炎、梗死前综合征等,本身并不含西药成分维生素C,故与维生素C片联合应用,不存在重复用药。故本题选B。

5. 解析:甲氧氯普胺与吩噻嗪类抗精神病药合用可增加锥体外系反应,增加不良反应。A、B选项均是β-内酰胺酶抑制剂与β-内酰胺类抗生素联用,可以提高抗菌活性。C选项苄丝肼(或卡比多巴)为芳香氨基酸类脱羧酶抑制剂,可抑制外周左旋多巴脱羧转化为多巴胺的过程,可提高左旋多巴的疗效。E选项亚胺培南可在肾脏中被肾肽酶破坏,制剂中加入西司他丁钠,后者为肾肽酶抑制剂,保护亚胺培南在肾脏中不被破坏,阻断前者在肾脏的代谢,保证药物的有效性。故本题选D。

7. 解析:妊娠期间不宜用左甲状腺素与抗甲状腺药物共同治疗甲状腺功能亢进症,因加用左甲状腺素会使抗甲状腺药物剂量增加,而与左甲状腺素不同,抗甲状腺药物能通过胎盘屏障而降低胎儿甲状腺功能。故本题选D。

10. 解析:需要皮试的有苄星青霉素注射剂、抑肽酶注射剂、抗狂犬病血清注射剂、普鲁卡因注射剂。故本题选D。

11. 解析:肾功能不全患者的用药原则包括:①明确诊断,合理用药。②避免或减少使用肾毒性大的药物。③注意药物相互作用,特别应避免与有肾毒性的药物合用。④肾功能不全而肝功能正常者可选用双通道(肝肾)消除的药物。⑤根据肾功能的情况调整用药剂量和给药间隔时间,必要时进行TDM,设计个体化给药方案。故本题选D。

13. 解析:"肯定"指用药及反应发生时间顺序合理;停药以后反应停止,或迅速减轻或好转;再次使用,反应再现,并可能明显加重;有文献资料佐证;排除原患疾病等其他混杂因素影响。故本题选B。

18. 解析:药品有效期按照年、月、日的顺序标注,年份用四位数字表示,月、日用两位数表示。其具体标注格式为"有效期至××××年××月"或者"有效期至××××年××月××日"。故本题选E。

19. 解析:限制饮水的药物有某些治疗胃病的药物,胃黏膜保护剂如硫糖铝、果胶铋等。故本题选A。

21. 解析:静脉注射铁剂有右旋糖酐铁和蔗糖铁,注意首次用药前,先给予试验剂量,并且应具备治疗过敏反应的应急措施,1小时内无过敏反应再给予足量治疗。故本题选D。

22. 解析:AD治疗原则为避免使用抗胆碱药物,如颠茄、苯海拉明、羟嗪、奥昔布宁等。故本题选C。

23. 解析:抗抑郁药多数需要至少2周才会有显著的情绪改善,建议继续服药,应尽可能单一用药,足量、足疗程治疗,故本题选E。

24. 解析:老年失眠患者首选非药物治疗手段。老年失眠患者推荐使用non-BZDs或褪黑素受体激动剂。non-BZDs半衰期短,次日残余效应被最大程度降低,一般不产生日间困倦,产生药物依赖性的风险较传统BZDs低,目前被推荐为治疗失眠的一线药物。选项中只有佐匹克隆属于non-BZDs。故本题选C。

25. 解析:注意蛋白质的摄入,如肉类、牛奶、豆制品类。因为饮食中的蛋白质可以抑制左旋多巴在肠道的吸收,其与蛋白质同服会减弱药物效果。故本题选C。

28. 解析:匹维溴铵是一种对胃肠道平滑肌有高度选择性解痉作用的钙通道阻滞剂,阻断Ca^{2+}进入肠壁平滑肌细胞而达到解痉作用,并增加肠道蠕动能力和胆道口括约肌松弛性。故本题选D。

32. 解析:长效β_2受体激动剂与糖皮质激素联合使用是目前最常用的哮喘控制方案,联合制剂有氟替卡松-沙美特罗干粉吸入剂、布地奈德-福莫特罗干粉吸入剂。故本题选D。

33. 解析:激素避孕:①抑制排卵,雌、孕激素作用于下丘脑,负反馈抑制下丘脑释放 GnRH,从而抑制垂体合成和分泌 FSH 和 LH,同时直接影响垂体对 GnRH 的反应而不出现排卵前 LH 峰,使排卵受到抑制。②直接作用改变宫颈黏液的理化特性,孕激素减少宫颈黏液量、增加黏稠度、降低拉丝度,成为精子穿透的生物屏障;改变子宫内膜形态与功能,使子宫内膜与受精卵发育不同步,不利于受精卵着床和发育;影响输卵管的功能,改变受精卵在输卵管内的运动,干扰受精卵着床。故本题选 D。

[47~48]解析:清晨服用利尿剂可减少起夜次数,避免夜间排尿次数过多而影响休息和睡眠。故 47 题选 A。为避免药物对胃肠道的刺激,多数非甾体类抗炎药(肠溶制剂除外)宜在餐后服药,不宜空腹服药。故 48 题选 B。

[53~54]解析:骨性关节炎治疗时,如口服药物治疗效果不显著,可联合关节腔注射透明质酸钠。故 53 题选 C。对 NSAIDs 治疗 4~6 周无效的严重 OA 或不能耐受 NSAIDs 治疗、持续疼痛、炎症明显者,可行关节腔内注射糖皮质激素。故 54 题选 A。

[57~59]解析:解毒保肝类包括谷胱甘肽和葡醛内酯。故 57 题选 B。核苷(酸)类抗病毒药主要包括拉米夫定、恩替卡韦、阿德福韦、替比夫定、替诺福韦等。故 58 题选 D。保肝降酶类包括多烯磷脂酰胆碱和复方甘草酸苷,故 59 题选 C。

[67~69]解析:高致吐性(大于 90%),如大剂量顺铂、环磷酰胺、多柔比星、表柔比星等。故 67 题选 A。中致吐性(30%~90%),如卡铂、奥沙利铂、伊立替康等。故 68 题选 E。低致吐性(10%~90%),如紫杉醇、多西他赛、培美曲塞、吉西他滨等。故 69 题选 B。

[70~71]解析:对于门诊轻症 CAP 患者建议口服阿莫西林或阿莫西林-克拉维酸治疗。故 70 题选 D。对于需要入住重症监护室的重症 CAP 患者,推荐以 β-内酰胺类为基础的联合方案,联合大环内酯类或喹诺酮类。故 71 题选 C。

[72~73]解析:异丙托溴铵气雾剂为抗胆碱药,妊娠早期妇女、青光眼与前列腺肥大的患者应慎用此类药物。故 72 题选 E。ICS 在口咽局部的不良反应包括声音嘶哑、咽部不适和念珠菌感染。吸药后应及时用清水含漱可减轻局部反应,吸入用布地奈德混悬液属于吸入型糖皮质激素。故 73 题选 B。

[74~76]解析:周期性使用孕激素是青春期、围绝经期 PCOS 女性的首选。故 74 题选 C。短效 COC 是育龄期无生育要求的 PCOS 女性的首选;围绝经期可用于无血栓栓塞事件高危因素的 PCOS 女性。故 75 题选 D。雌孕激素周期序贯治疗对伴有低雌激素症状的青春期、围绝经期 PCOS 女性可作为首选。故 76 题选 A。

[77~78]解析:达比加群酯在体内转化为达比加群,直接抑制凝血酶发挥抗凝效应。临床用于预防成人非瓣膜病性心房颤动患者的卒中和全身性血栓栓塞。故 77 题选 B。利伐沙班已经被批准用于 DVT 的预防和治疗。故 78 题选 C。

[79~80]解析:由环境(灰尘、风沙、倒睫、屈光不正)刺激所致的非细菌性结膜炎治疗以对症为主,应用 0.5% 硫酸锌滴眼液。故 79 题选 C。铜绿假单胞菌性结膜炎病情较严重者,病变进展迅速,短期内可致角膜破溃、穿孔和失明,因此必须及早治疗,常用妥布霉素滴眼液/眼膏。故 80 题选 E。

[83~86]解析:对反复发作的口腔溃疡推荐左旋咪唑,故 83 题选 A。甲硝唑长期应用可引起念珠菌感染,故 84 题选 C。频繁应用地塞米松粘贴片可引起局部组织萎缩,故 85 题选 E;氯己定可使儿童和青少年口腔偶发无痛性浅表脱屑损害,故 86 题选 D。

[89~90]解析:维生素 C 片可通过胎盘屏障并分泌入乳汁,如孕妇过量服用,可诱发新生儿坏血病。故 89 题选 B。硫酸亚铁不良反应:可见胃肠道不良反应,如便秘,可减慢肠蠕动,引起便秘并排黑便。故 90 题选 E。

94. 解析:急性痛风性关节炎的临床表现:有药物、饮酒和饮食等诱因。临床特点为起病急、病情重、变化快,多以单关节非对称性关节炎为主,常在夜间发作。关节出现红、肿、热、痛和功能障碍,疼痛剧烈,第一跖趾关节为最常见发作部位,该患者的临床表现符合急性痛风性关节炎的诊断。故本题选 E。

95. 解析:秋水仙碱为治疗急性痛风的首选药物。别嘌醇痛风急性期禁用,因其不仅无抗炎镇痛作用,而且会使组织中的尿酸结晶减少和血尿酸下降过快,促使关节内痛风石表面溶解,形成不溶性结晶而加重炎症反应,引起痛风性关节炎急性发作。痛风急性发作者不宜服用苯溴马隆,以防发生转移性痛风。痛风急性发作期禁用丙磺舒,因其无镇痛和抗炎作用。故本题选 E。

96. 解析:糖尿病诊断依据:有典型糖尿病症状(多饮、多尿和不明原因体重下降等)、随机血糖≥11.1mmol/L 或空腹(禁食时间大于 8h)血糖≥7.0mmol/L 或葡萄糖负荷后 2h 血糖≥11.1mmol/L。而且 1 型糖尿病特点有起病急,典型“三多一少”症状,血糖显著升高。故本题选 A。

98. 解析:使用中的胰岛素笔芯不宜冷藏,可与胰岛素笔一起使用或随身携带,在室温下最长可保存 4 ~ 6 周。故本题选 D。

103. 解析:可选的止吐药物主要有多巴胺受体阻滞剂(如甲氧氯普胺)、5 - HT_3 受体阻滞剂(如昂丹司琼、托烷司琼和帕洛诺司琼等)、皮质类固醇(如地塞米松)、抗胆碱药和抗组胺药(如苯海拉明)及 NK - 1 受体阻滞剂(如阿瑞匹坦)等。故本题选 C。

105. 解析:所有患者都应进行的检查:①血糖、肝肾功能和血电解质。②心电图和心肌缺血标志物。③全血细胞计数,包括血小板计数。④凝血酶原时间(PT)、国际标准化比值(INR)和活化部分凝血活酶时间(APTT)。⑤血氧饱和度。故本题选 D。

108. 解析:首次发生的急性肾盂肾炎的致病菌 80% 为大肠埃希菌,在留取尿细菌检查标本后应立即开始治疗,首选针对革兰阴性杆菌有效的药物。故本题选 C。

109. 解析:孕妇的急性肾盂肾炎应静脉滴注抗菌药物治疗,可用半合成广谱青霉素或第三代头孢菌素,疗程 2 周。故本题选 E。

110. 解析:复发性尿路感染包括再感染和复发。再感染:治疗后症状消失,尿菌阴性,但在停药 6 周后再次出现真性细菌尿,菌株与上次不同,称为再感染,提示尿路防御感染的能力差。复发:治疗后症状消失,尿菌转阴后在 6 周内再次出现菌尿,菌种与上次相同(菌种相同且为同一血清型),称为复发。故本题选 D。

115. 解析:对口服抗凝药物(华法林)相关脑出血,静脉应用维生素 K、新鲜冻干血浆和浓缩型凝血酶原复合物(PCC)各有优势,可根据条件选用。故本题选 ACD。

116. 解析:充盈性尿失禁与逼尿肌收缩功能减退和/或膀胱出口梗阻有关。老年男性多见,常见原因是良性前列腺增生症、前列腺癌和尿道狭窄。故本题选 ACE。

117. 解析:药物治疗和患者教育:PPI 在酸性条件下不稳定,因此制成肠溶制剂使其在小肠中释放、吸收。PPI 的肠溶片或肠溶胶囊不可咀嚼或压碎,以免造成药物失效。到达有效控制症状的剂量后,PPI 的服药疗程至少为 8 周,确保食管黏膜的修复和减少病情反复的风险。为了减少对其他药物吸收的影响,抗酸药与其他药物合用时通常需要间隔 2 小时。含铝的抗酸药可导致便秘,用药期间可足量饮水以避免;出现便秘症状的患者可同时服用缓泻药。抗酸药物不可长期大量使用,通常作为症状发作时的按需治疗,需要长期连续用药时,应定期监测血清电解质水平,特别是对肾功能不全的患者。故本题选 ACDE。

118. 解析:用药指导与患者教育:鼻用抗组胺药安全性好,口苦为其主要不良反应,发生率为 1.4% ~ 16.7%。口服抗组胺药罕见发生心脏毒性作用,但应引起重视,临床表现为 Q - T 间期延长、尖端扭转型室性心动过速等严重心律失常。白三烯受体阻滞剂的安全性和耐受性良好。鼻用减充血剂的常见不良反应有鼻腔干燥、烧灼感和针刺感等,部分患者可出现头痛、头晕和心率加快等反应。鼻用糖皮质激素的安全性和耐受性良好,其局部不良反应主要有鼻腔干燥、刺激感、鼻出血、咽炎和咳嗽等,症状多为轻度。故本题选 ACDE。

119. 解析:注意事项与患者教育:空腹服用抗寄生虫药可减少人体对药物的吸收,增加药物与虫体的直接接触,增强疗效。要坚持用药,在第一次疗程后应注意观察大便内有无虫体。如未根治,则需进行第二个疗程的治疗。但两疗程间应至少间隔 1 ~ 2 周。大多数抗蠕虫药在肝脏分解而经肾脏排泄,但 2 岁以下的儿童肝脏、肾脏发育不全,尤其是肝脏内缺乏有关代谢酶,因此 2 岁以下儿童需在医生指导下使用。如漏服,应尽快补服;若已接近下一次服药的时间,则无须补服,也不必增加剂量。

对于肠道蛔虫感染,预防是至关重要的。故本题选ABDE。

120. 解析:用药指导与患者教育:该病具有自限性,治疗的目的是控制症状、提高患者生活质量。鉴于抗过敏药可透过血-脑屏障,对中枢神经系统组胺受体产生抑制作用,引起镇静、困倦、嗜睡反应,多数人都能在数日内耐受,但对驾车、高空作业、精密机械操作者,在工作前不得服用或在服用后间隔6小时以上再从事上述活动。多数抗过敏药具有轻重不同的抗胆碱作用,尤其是第一代抗组胺药,表现为口干、视物模糊、便秘,对闭角型青光眼患者可引起眼压增高,对患有良性前列腺增生症的老年男性可能引起尿潴留,给药时应予注意。故本题选ABCE。

押题秘卷(六)答案

1. B	2. D	3. A	4. D	5. B	6. E	7. C	8. D	9. B	10. E
11. A	12. A	13. D	14. E	15. A	16. A	17. D	18. C	19. C	20. B
21. C	22. E	23. B	24. E	25. B	26. E	27. E	28. C	29. D	30. D
31. E	32. A	33. D	34. B	35. A	36. C	37. D	38. D	39. E	40. D
41. B	42. C	43. D	44. C	45. E	46. B	47. B	48. D	49. B	50. D
51. E	52. B	53. A	54. D	55. C	56. E	57. D	58. B	59. E	60. E
61. C	62. D	63. B	64. E	65. A	66. C	67. C	68. A	69. A	70. C
71. E	72. D	73. B	74. A	75. A	76. C	77. B	78. C	79. A	80. B
81. A	82. D	83. A	84. E	85. E	86. C	87. B	88. A	89. C	90. D
91. D	92. D	93. A	94. E	95. B	96. C	97. B	98. D	99. B	100. B
101. D	102. C	103. E	104. C	105. B	106. A	107. B	108. C	109. D	110. D

111. ABC	112. BCE	113. ABCD	114. ABDE	115. ACDE
116. ACDE	117. ACDE	118. ABCE	119. ABCE	120. ACE

押题秘卷(六)解析

3. 解析:以期刊发表的原创性论著为主的一级信息,包括实验研究结果、病例报道及评价性或描述性的研究结果,一级信息提供的内容比二级和三级信息的内容更新。故本题选 A。

4. 解析:目前,治疗药物监测工作已从最初的对地高辛、氨基糖苷类抗生素、抗癫痫药的血药浓度监测扩展到对器官移植者应用免疫抑制剂(环孢素、吗替麦考酚酯)的监测等。并不是所有的治疗药物都必须进行监测。故本题选 D。

5. 解析:处方调配规范(四查十对):查处方,对科别、姓名、年龄;查药品,对药名、剂型、规格、数量;查配伍禁忌,对药品性状、用法用量;查用药合理性,对临床诊断。麻醉药品和第一类精神药品处方印刷用纸为淡红色,右上角标注"麻、精一"。故本题选 B。

11. 解析:肝脏药物代谢酶活性的个体化差异影响大于年龄的影响,而且目前缺乏可直接反映肝脏药物代谢能力的临床检验指标,因此老年人给药剂量更应强调个体化。故本题选 A。

15. 解析:药物治疗的经济性是要以最低的药物成本,实现最好的治疗效果。故本题选 A。

17. 解析:静脉给药的常用溶剂:用氯化钠注射液作溶剂的药物有环磷酰胺、博来霉素、喜树碱、亚胺醌、依托泊苷、顺铂。用葡萄糖注射液作溶剂的药物有吡柔比星、卡铂、奥沙利铂。故本题选 D。

18. 解析:唑吡坦属于非苯二氮草类药物,治疗失眠症。东莨菪碱可使驾驶员视物模糊或辨色困难。阿米洛利可导致驾驶员多尿或多汗。周围血管扩张药氟桂利嗪常使人有抑郁感、嗜睡、四肢无力、倦怠或眩晕。故本题选 C。

19. 解析:有些缓、控释制剂如氯化钾缓释片(补达秀)、硝苯地平控释片(拜新同)、甲磺酸多沙唑嗪控释片(可多华)等服用后,药物骨架不能被吸收,会随粪便排出体外,而排出体外的缓、控释结构酷似完整药片,故需提前告知患者,以免引起患者的误解。故本题选 C。

20. 解析:目前抗乙肝的核苷酸类似物有拉米夫定、阿德福韦、恩替卡韦、替比夫定和替诺福韦。恩替卡韦则属脱氧鸟苷类似物。所有核苷酸类似物的作用机制均是对病毒的聚合酶或逆转录酶的抑制,达到抑制病毒 DNA 的合成和增殖的效果。故本题选 B。

21. 解析:艾滋病的机会性感染病原体:如肺孢子菌、弓形虫、真菌(念珠菌、隐球菌等)、巨细胞病毒、EB 病毒、单纯疱疹病毒和分枝杆菌(结核分枝杆菌、鸟型分枝杆菌等),常累及呼吸系统、消化系统、皮肤黏膜、神经系统等多系统。故本题选 C。

25. 解析:良性前列腺增生症是一种年龄相关性、病情进展缓慢的常见疾病,组织学表现为前列腺间质和腺体成分增生,解剖学表现为前列腺体积增大。临床症状以下尿路症状为主,以及尿流动力学上的膀胱出口梗阻,是导致老年男性排尿障碍最常见的一种良性疾病。故本题选 B。

26. 解析:长期低蛋白饮食增加了营养不良的风险,而营养不良是导致慢性肾脏病患者死亡的独立危险因素。故本题选 E。

28. 解析:健康成年人中约 95% 的急性支气管炎继发于病毒感染,常见的病原体是呼吸道合胞病毒、甲型和乙型流感病毒、副流感病毒、鼻病毒等。故本题选 C。

32. 解析:细菌性阴道病是由阴道内正常菌群失调所致的一种混合性感染。本病非单一致病菌所引起,而是多种致病菌共同作用的结果。正常阴道内以产生过氧化氢的乳杆菌占优势。如阴道内产生过氧化氢的乳杆菌减少而其他微生物大量繁殖,主要有加德纳菌、动弯杆菌、普雷沃菌、类杆菌、消化链球菌等厌氧菌及人型支原体,其中以厌氧菌居多,会导致细菌性阴道病。促使阴道菌群发生变化的原因仍不明确,可能与性生活频繁、反复阴道灌洗等因素有关。故本题选 A。

33. 解析:外阴阴道假丝酵母菌病是由假丝酵母菌引起的机会性真菌感染,是常见的妇产科感染性疾病。80% ~90% 病原体为白假丝酵母菌,10% ~20% 由光滑假丝酵母菌、近平滑假丝酵母菌及热带假丝酵母菌引起。10% ~20% 非孕期女性及 30% 孕妇阴道内可能黏附有假丝酵母菌寄生,但菌量较少,一般不引起炎症反应。在宿主全身及阴道局部细胞免疫能力下降时,假丝酵母菌大量繁殖、生长并侵袭组织,引起炎症反应。故本题选D。

40. 解析:加替沙星对糖尿病患者可能增加其出现低血糖或高血糖症状的隐患,并影响肾功能,故糖尿病患者禁用。故本题选D。

[44～45]解析:口服避孕药因含雌/孕激素,可使乳儿出现易激惹、尖叫、惊厥等神经系统症状,男婴则出现乳房增大。故44题选C。磺胺类药可与血胆红素竞争血浆蛋白,引起脑核黄疸,严重者导致死亡。特别是在新生儿黄疸时,可促使发生核黄疸。故45题选E。

[55～57]解析:嗜酸性粒细胞增多引起:①过敏性疾病:支气管哮喘、荨麻疹等。②皮肤病与寄生虫病:牛皮癣、湿疹、天疱疮等。故55题选C。红细胞病理代偿性和继发性增多:常继发于慢性肺心病、肺气肿、高原病和肿瘤(肾癌、肾上腺肿瘤)患者。可引起红细胞代偿性增生。故56题选E。淋巴细胞减少多见于传染病的急性期、放射病、细胞免疫缺陷病、长期应用肾上腺皮质激素后或接触放射线等。此外,发生各种中性粒细胞增多症时,淋巴细胞相对减少。故57题选D。

[58～59]解析:氟尿嘧啶可致患者沿静脉出现迂回线状色素沉着和皮肤迅速晒黑而无灼痛或红斑。故58题选B。卡培他滨等药物可引起手足综合征,初期表现为手掌、足底、指(趾)末端感觉异常、刺痛感、麻木、充血,可伴有皮肤增厚、粗糙等,继而出现疼痛、皲裂、脱皮,严重患者可出现水疱、溃疡伴随剧烈疼痛。故59题选E。

[60～62]解析:第三阶梯:强阿片类药物,以吗啡为代表,药物种类及剂型多样,合理使用将使90%以上的中至重度疼痛患者减轻症状,无"封顶效应"。主要药物有吗啡(包括多种剂型如注射剂与即释、缓释口服剂)、芬太尼(透皮贴剂)、美沙酮、哌替啶、二氢埃托啡、羟考酮。故60题选E。第二阶梯:弱阿片类药物,如可待因、二氢可待因、曲马多等。故61题选C。第一阶梯:非阿片类药物,多指NSAIDs,对轻度疼痛疗效肯定,并可以增强第二、三阶梯药物的效果,具有"封顶效应"(天花板效应)。故62题选D。

[67～68]解析:急迫性尿失禁:药物治疗主要为抗胆碱药物,其通过竞争性抑制乙酰胆碱,从而抑制膀胱逼尿肌的不自主收缩,是治疗急迫性尿失禁的首选药物。代表药物有奥昔布宁、托特罗定、索利那新等。故67题选C。药物治疗主要是针对中至重度尿失禁患者应用,选择性α_1肾上腺素受体激动剂,如米多君2.5mg,tid,激活尿道平滑肌α_1受体和躯体运动神经元,增加尿道阻力。故68题选A。

[75～76]解析:以β－内酰胺类抗菌药物为主的方案,可选用第二代头孢菌素或第三代头孢菌素类、头霉素类、氧头孢烯类抗菌药物,静脉滴注,根据具体药物的半衰期决定给药间隔时间,如头孢替坦2g,静脉滴注,每12小时1次;或头孢西丁2g,静脉滴注,每6小时1次;或头孢曲松1g,静脉滴注,每24小时1次。故75题选A。以β－内酰胺类＋β－内酰胺酶抑制剂类抗菌药物为主的方案,氨苄西林－舒巴坦3g,静脉滴注,每6小时1次;或阿莫西林－克拉维酸1.2g,静脉滴注,每6～8小时1次;哌拉西林－他唑巴坦4.5g,静脉滴注,每8小时1次。故76题选C。

[77～78]解析:人工泪液玻璃酸钠滴眼液、羟甲基纤维素钠滴眼液、聚乙烯醇滴眼液等改善眼部干燥症状。故77题选B。使用抗胆碱能滴眼液,如山莨菪碱滴眼液能减轻眼部平滑肌及血管痉挛,改善局部微循环。故78题选C。

[89～90]解析:第二代抗组胺药为过敏性鼻炎的一线治疗药物,一般每天只需用药1次,疗程不少于2周。故89题选C。鼻用抗组胺药是过敏性鼻炎的一线治疗药物,一般每天用药2次,疗程不少于2周。故90题选D。

93. 解析:麻醉药品、第一类精神药品和毒性药品处方还应当包括患者身份证明编号,代办人姓名、身份证明编号。故本题选A。

95. 解析:唑来膦酸盐的用法用量:4mg或5mg,静脉滴注,给药时间＞15min;用于治疗,每年1次。故本题选B。

96. 解析:长期使用维生素D类药物时,不宜同时补充较大剂量的钙剂,并应定期监测患者血钙和尿钙,以防出现高钙血症和高钙尿症。故本题选C。

100. 解析:根据患者的临床表现可诊断为黏液性水肿昏迷,治疗应补充甲状腺激素,首选T_3静脉注射。故本题选 B。

102. 解析:毒性反应由于患者的个体差异、病理状态或合用其他药物引起敏感性增加,在治疗剂量时造成某种功能性或器质性损害。庆大霉素具有耳毒性。故本题选 C。

103. 解析:注射青霉素或异种血清引发全身性过敏反应,表现为皮疹、恶心、呕吐、呼吸困难,甚至过敏性休克致死亡。故本题选 E。

104. 解析:后遗效应是指停药后,血药浓度已降至最低治疗水平以下时,遗留下来的生物学效应。如服用巴比妥类药物后出现次晨的宿醉现象。故本题选 C。

111. 解析:重症社区获得性肺炎(CAP)常用 β - 内酰胺类联合大环内酯类或氟喹诺酮类来进行治疗,青霉素过敏者可选用氟喹诺酮类药物和氨曲南。头孢曲松、头孢哌酮 - 舒巴坦是 β - 内酰胺类药物,克拉霉素、阿奇霉素是大环内酯类药物,左氧氟沙星为氟喹诺酮类药物。故本题选 ABC。

114. 解析:类风湿关节炎的治疗目的是控制症状、防止关节破坏并保持功能正常,改善预后。治疗目标是达到并长期维持临床缓解或疾病低滴度活动。强调早期治疗、联合用药和个体化方案的原则。故本题选 ABDE。

115. 解析:维生素 D 缺乏的药物因素,如某些抗结核药物、抗癫痫药、抗真菌药和糖皮质激素。故本题选 ACDE。

118. 解析:阿尔兹海默病的用药注意事项与患者教育为美金刚避免与金刚烷胺、氯胺酮和右美沙芬同时使用。卡巴拉汀 97% 以代谢产物从尿液排出。监测药物不良反应,应用胆碱酯酶抑制剂要监测胃出血。卡巴拉汀需要于早晨和晚上与食物同服。若出现 1 次漏服改善认知功能的药物,请尽快补服;但若接近下次服药时间,则无须补服。故本题选 ABCE。

119. 解析:营养性巨幼细胞贫血的血液系统症状有起病缓慢,常有面色苍白、乏力、耐力下降、头昏、心悸等贫血症状。严重者全血细胞减少,反复感染和出血。少数患者可以出现轻度黄疸。消化系统:舌乳头萎缩,表现为舌面光滑,呈"牛肉样舌",味觉消失;胃肠道黏膜萎缩引起食欲下降、恶心、腹泻或便秘等。神经精神症状主要见于维生素 B_{12} 缺乏,可累及周围神经、脊髓和脑部,表现为肢体麻木、深感觉障碍、共济失调或步态不稳等表现;精神症状可有抑郁、失眠、记忆力下降、幻觉、人格改变等。单纯叶酸缺乏所致者一般神经症状不明显,可能有抑郁等精神障碍。故本题选 ABCE。

120. 解析:中上腹痛、反酸是消化性溃疡的典型症状,腹痛发生与进餐时间的关系是鉴别胃与十二指肠溃疡的重要临床依据。消化性溃疡的中上腹痛呈周期性、节律性发作。胃溃疡的腹痛多发生于餐后 0.5 ~1 小时,而十二指肠溃疡的腹痛则常发生于空腹时。故本题选 ACE。